新经方实验录

廖伟龙　著

学苑出版社

图书在版编目（CIP）数据

新经方实验录/廖伟龙著．—北京：学苑出版社，2016.7（2023.5 重印）

ISBN 978 - 7 - 5077 - 5008 - 9

Ⅰ．①新…　Ⅱ．①廖…　Ⅲ．①中医学 - 临床医学 - 经验 - 中国 - 现代

Ⅳ．①R249.7

中国版本图书馆 CIP 数据核字（2016）第 086458 号

责任编辑：黄小龙

出版发行：学苑出版社

社　　址：北京市丰台区南方庄 2 号院 1 号楼

邮政编码：100079

网　　址：www. book001. com

电子邮箱：xueyuanpress@ 163. com

联系电话：010 - 67601101（营销部）、010 - 67603091（总编室）

印 刷 厂：天津鸿景印刷有限公司

开本尺寸：710mm×1000mm　1/16

印　张：12. 75

字　数：218 千字

版　次：2016 年 7 月第 1 版

印　次：2023 年 5 月第 3 次印刷

定　价：58. 00 元

修订前言

本书于 2016 年 6 月由学苑出版社首次出版发行，当年 9 月第二次印刷。

我很同意出版简介上说的：本书"文风犀利，逻辑周密，行文尖锐大胆，自诩为皇帝新衣中的孩子。不似一个年近 60 的沉稳中医所著，倒像一个暴躁侠客挥就。同意其观点者，阅读此书可能会有醍醐灌顶的感觉。窗户纸一捅破，原来如此！大呼痛快。不同意者，则可能痛殴他的心都有了"。在发行三个月后，有读者留言出版社："感谢贵社出版了三十年来最好最真实最新的医论医案""这本书值得反复阅读、体味，内容的精彩已非我的笔墨所能形容""实力书籍，讲实话，中医临床必读"；当然，也有"作者没有文化"类的不同意见。风乍起，吹皱一池春水。

两千年来，中医书籍汗牛充栋，无不在证明中医理论的正确，唯有这本书不同。不过，正如雅克·巴尔赞所说："哪一本值得一读的书不是固执己见而且观点激进呢。"

有读者留言说医案太少，希望能增加些案例。再版时增加了一些医案。既然对中医的理论有不同看法，而且临床中也确实不是完全遵循辨证论治、理法方药，所以后面的病案就没有再写辨治理论，要写就是忽悠人了，这会让一些认真的读者失望。抱歉。

再次提醒读者：我们在这里讨论经方的目的，并非是想让您学习经方；如果您读完本书，然后说您已经学会使用桂枝汤、麻黄汤了，我会很失望；如果您说您对中医有了新的理解，那我将会十分高兴，虽然可能您的看法不一定合我意。

廖伟龙

2022 年 9 月于新疆维吾尔自治区巴音郭楞蒙古自治州库尔勒市中医院

自　序

小时候性子犟，母亲总说"性格会决定命运"，认为我终会因性格而命运坎坷。后来倔强的本性是没怎么变，只是青少年时的两件事让我变得沉默了许多。

1970 年冬天。

一个寒冷的晚上我病了，母亲带我去市人民医院看病，家距医院约有 2 公里。我至今还很奇怪那天为什么不带我去距家很近的市立医院。

晚上八九点钟，街上已清冷无人，我跟着母亲行走在昏暗的路灯下，特别冷，冷到发颤。人小腿短，觉得这段路很长，走了很久。

到了医院，门诊走廊很长，里面已先有一病人：一张挽了绳索的竹床放在地上，一根禾杠放在旁边。竹床上破旧的花被子盖着一个人，只露出长头发，应该是个女人。一个瘦小的农村中年男人蹲在地上抽烟，愁眉苦脸。

其他人一个都不见。

惨白的日光灯下，没有医生，没有护士，也没有其他人。

后来自己怎么看病的已经忘了，只脑海里留下了一张悲伤无助且有些麻木的脸和那夜的冷。

1980 年的夏天。

一个傍晚，我和放暑假的弟弟来到市中心的一家冷饮店，各要了一杯牛奶和两块蛋糕，在大厅中坐下。当年这是非常奢侈的事了。

正准备吃，从门口进来一人，因为这人的不一样，引起了我的注意。

这是位年约 60 岁的农村妇人，微笑中带着一点羞怯，失了几粒牙，面颊虽有些凹陷，却使面目更显慈祥。灰色衣裤，脚上是一双男式军用旧塑料凉鞋，手拿一根禾杠，风尘仆仆。

她进来，先将禾杠靠放门后。转身慢慢看了一遍店堂，然后向我们的位置走来。

因为我一直看着她，所以她一下就看到了我。她看着我，向我们走来，看看桌上的食物再看看我。我没有勇气将目光摆脱她的视线，她是那么慈祥，像我的外祖母。她站在距我 2 米的地方，微笑着看着我们，我慌乱地低下头去。再抬头时她已经到其他桌去了。

几十年过去了，一直不能忘记那一幕。

她带着歉意的微笑一直在我脑海挥之不去，让我心怀愧疚。

胞弟建龙 1984 年毕业于上海第二军医大学，他所学的现代医学对我帮助甚大。胞弟是一个散淡的人，号灵珠子，有道家风。喜欢交友，喜欢下棋，喜欢拉二胡，喜欢聊天，喜欢喝酒，也喜欢吃肉，和我完全不一样。我比较严肃，比较认真。不喜欢交友，不喜欢下棋，不喜欢拉二胡，不喜欢聊天，不喜欢喝酒，也不喜欢吃肉，但喜欢冥想，是个理想主义者。

尽管我和胞弟有太多的不同，却不影响我们兄弟间的感情。我们都是年过半百的人，他来看我或者我去看他，夜里多是抵足而眠，谈至深夜。80%的话是他说的，10%是我说的，还有 10%的话两人都不用说。在中西医学上我们多有交流。征得他同意，假其名做了病案评论及医话诘难，至为感谢。

作为一个医生，除了要有正常人的良知，还要有更多的正义感和勇气，不能有太多的物欲。即使生活在一个道德沦丧逼良为娼的时代，也要守住为人最后的道德底线。

这是一本专业技术书，因为带了些情绪去写，得理不让人也难免让一些人不喜，深感抱歉。亚里士多德说：吾爱吾师，吾更爱真理。

在从事医学临床四十周年之际，能够完成这本小册子，我非常高兴。书名源于前贤的《经方实验录》，希望曹颖甫先生泉下有知不会怪我。

在此深切怀念我的外祖母，感谢我的家人，感谢我的同事和给予我信任的患者朋友；最后特别感谢江西省赣州市中医院曾经予我以教诲的前辈们。

廖伟龙

2015 年冬完稿于广东清远美林湖

2022 年秋修改于新疆库尔勒

弟 序

嗟乎！近世中国，异端蜂起，几家争鸣，杂说众多。科技虽有进步，纲纪逐渐废弛。伪医流行，鱼目混珠，甚矣。孰是中医，从何印证，道听途说，众口莫一，良可叹也！

然，版图虽阔，终不秘有志之士；医道奥妙，必有继医统之人。若能笃志勤求，自可一窥堂奥。

家兄伟龙，性情恬淡，弱冠行医，逾四十载。博极医源，精勤不倦。当是书也，宣千古不传之秘，发往圣未阐之幽，非洞晓阴阳、深明造化者不能达此。若能挽医道人心于万一则幸甚！

乙未仲冬　灵珠子谨识

目　录

卷一　医案

一案　桂枝加附子汤证

赖某女，78 岁，赣州市章贡区人。2008 年 8 月 6 日首诊。

主诉：双膝关节疼痛 1 个月，加重 1 星期。

患者自诉年事虽高，但平素身体健康，无高血压、糖尿病等疾病。1 个月前，因受凉引起流涕、头疼身痛、发热恶寒等症状。自行服用氨酚黄那敏胶囊等药，汗出热退，感冒症状缓解。但继之出现双膝关节疼痛、行走困难、自汗出、心慌心跳等症状。即往医院住院治疗，诊断为退行性关节炎，其他无异常。给予口服药（不详）及理疗治疗，未效。主管医生建议手术治疗，患者拒绝。自动出院。

患者出院后曾在某院中医科就诊。服用中药十数剂，未效。察其处方，曾用四君子汤、玉屏风散、防己黄芪汤等方剂。

诉最近 1 周膝关节疼痛加重，并伴有汗出、睡眠差、食欲差、心慌心跳等症。因患病时间已月余，患者心情沮丧，以为大限将至。

察：患者形体稍胖，双膝关节稍肿大，不红不热，无明显按压痛。舌苔白，脉沉细缓。

此过汗伤阳，荣卫不和，桂枝加附子汤证。

疏方：

制附子 15 克，桂枝 25 克，白芍 25 克，红枣 7 个，生姜 3 片，防风 10 克，防己 15 克。

2 剂。水煎服，每日 1 剂。

8 月 8 日复诊：患者诉症状有所缓解。双膝关节疼痛减轻，出汗减少，心慌心跳减轻，但仍睡眠不安。脉沉缓，舌苔薄白。

原方去防风、防己，加生龙骨、生牡蛎各 15 克。

疏方：制附子 15 克，桂枝 25 克，白芍 25 克，红枣 7 个，生姜 3 片，生龙骨 15 克，生牡蛎 15 克。

2 剂。水煎服，每日 1 剂。

8月10日三诊：双膝关节疼痛明显减轻，出汗大减，睡眠好转，已无心慌心跳症状。

嘱二诊方再进3剂即可，若无其他异常，无需再诊。

痊愈。

评：此案为一典型的桂枝加附子汤证。询问家兄，为何首案不以正桂枝汤开篇？家兄答云：仲景一部《伤寒杂病论》，"辨太阳病脉证并治"占了近一半篇幅。人说半部《论语》治天下，我说半部《伤寒杂病论》可治全身。以桂枝汤变方开篇，实是示人桂枝汤证变化多端，不可拘泥。桂枝汤证执其汗出、恶风、脉缓是为重点。其中有汗无汗之分别，又是其重中之重。病机为阳浮阴弱，荣卫不和，是为定论。然而，桂枝汤解肌发汗一说，易使人误解桂枝汤。或以为桂枝汤为麻黄汤之轻剂，或以为桂枝汤为表证之剂，桂枝汤实为调理强壮之剂。观其变方桂枝加桂汤、桂枝加附子汤、桂枝加龙骨牡蛎汤、小建中汤等方，理会得方意可知。

此案病人服感冒药后汗不能止，致汗出伤阳，荣卫失调，故见肢节疼痛、心慌心跳、睡眠不安等症。首诊以桂枝加附子汤方证相对，已是有效，但加入防风防己为添足之举。二诊方实为桂枝加附子汤合桂枝加龙骨牡蛎汤，显效。不止痛而痛止，不安心而心安。

常见家兄处方，方中暗含桂枝汤类方亦不少。但有咽痛口干者则不用，古有明训，是为戒。

二案　桂枝加附子汤证

杨某女，23岁，武汉人。2008年10月12日首诊。

主诉：皮肤红疹瘙痒反复发作1年。

患者自诉：前年到广东东莞某制衣厂工作，去年末开始出现周身皮肤瘙痒，并有红色风团隆起。近一年来，反复发作。曾经多方治疗，中、西医均未能彻底治愈。在广州某医院确诊为慢性荨麻疹，过敏源未查。否认接触有害气体及易致敏物病史。现睡眠特别差，心烦，大便干燥，尤其怕冷。月事每月推迟3~5天，无痛经。皮肤瘙痒及风团每周必发作一两次，用抗过敏药如阿司咪唑等可缓解。

察：患者面色苍白，消瘦，憔悴，手冷。诊脉时觉寸口皮肤冰凉。

诊脉沉细，舌质淡，舌苔白。

此太阳病变证，桂枝加附子汤证。

疏方：桂枝 15 克，白芍 15 克，生姜 3 片，红枣 5 个，制附子 25 克，煅龙骨 15 克，煅牡蛎 15 克。

2 剂。

小火煎 1 小时，取头煎药汁 500mL。温分三服，餐后 1 小时服。

10 月 14 日二诊。患者诉：服药当天晚上即感觉身体有温暖发热感，周身极舒坦，第二天起床风团已减轻大半。两剂药服完，今天风团基本消失，皮肤已不感觉瘙痒；奇怪的是服中药后，这两天大便也很好解。

诊脉沉，细缓。舌苔薄白，舌质淡。

疏方：首诊方加炒白术 15 克。

3 剂。

煎服法同前。

嘱：服完 3 剂，若无其他异常，不必往诊。可自行购买附子理中丸，按说明书服用三个月至半年。

嗣后未再来诊，想已痊愈。

评：准确地说，此案实际亦是桂枝加附子汤合桂枝加龙骨牡蛎汤。《伤寒论·辨太阳病脉证并治》"太阳病，发汗，遂漏不止，其人恶风，小便难，四肢微急，难以屈伸者，桂枝加附子汤主之"。此为过汗伤阳，而表证未罢。此患者虽未过汗，然素体阳虚犹如过汗。皮肤风团，亦本系表证，不必有疑。投以桂枝加附子汤颇合是证。暗合桂枝加龙骨牡蛎汤者，以其素有月事不调之症。《金匮要略·血痹虚劳病脉证并治第六》男妇虚劳，失精失血，"桂枝加龙骨牡蛎汤主之"。此太阳少阴合病证。

三案　麻黄汤证

葛某女，24 岁，赣州市章贡区人。2003 年 6 月 24 日首诊。

主诉：头痛，伴发热恶寒 1 天。

患者自诉：昨日受凉，半夜出现发热、头痛。曾服用感冒清片、小柴胡冲剂等药，未效。现头疼身痛、乍寒乍热，无汗。因明天患者旅行乘坐飞机，又正值"非典"时期，安检需测体温才予放行，担心影响行程。其父母平素信任中医，遂携其求治。

体温：38.8℃。脉浮数。舌苔白。

此太阳病，麻黄汤证。

疏方：生麻黄 10 克，桂枝 15 克，炙甘草 10 克，杏仁 15 克，葱白 3 根。

生姜 3 片。

1 剂。

嘱：煎 40 分钟。只取头煎，得 500mL，温分二服。服后不得劳动，卧床覆被休息，得微汗即可。

次日患者家人来电，患者服药一次即得汗解，热退身凉，今晨体温正常，已顺利出行。

评：《伤寒论·辨太阳病脉证并治》"太阳病，头痛，发热，身疼，腰痛，骨节疼痛，恶风，无汗而喘者，麻黄汤主之"。头痛身疼，恶风，无汗而喘者，是为麻黄汤主症。有主张临床但见恶风、无汗症状即可使用麻黄汤，无需辨证，此方证对应法也。

"头痛，发热，身疼，腰痛，骨节疼痛，恶风，无汗而喘者"，可以辨证为伤寒（风寒表实证），再行议定为麻黄汤。而方证对应学说则是将几个必备的典型症状放在一组，定为某某方证。如将无汗恶风身痛而喘列为麻黄汤证，将汗出恶风列为桂枝汤证。

家兄认为方证对应学说的形成，若追根寻源，应是从"但见一证便是"的提示而来，这是一种经验学。经验屡经验证，上升形成理论，是为辨证论治。

乃举麻黄汤证为例：见"头痛，发热，身疼，腰痛，骨节疼痛，恶风，无汗而喘者"、"脉浮紧"者，经四诊八纲，必辨证为风寒表实证，麻黄汤主之。方证对应法只需将重点症状预设，而后排列对应处方。辨证派是将症状收集整理归纳，议定病机，再行处方择药。二者在临床中，治疗效果孰优孰劣，无法证明，更谈不上"方证是辨证的尖端"。在这一点上，我和家兄看法是有分歧的。

从日本一些汉方名家病案看，多是以方证对应法治疗。中日双方病案疗效的有效率和治愈率虽然没有统计数字，但总体感觉日本汉医之疗效并不比中国大陆中医多用的辨证论治疗效好。

四案 麻黄汤证

刘某女，82 岁，赣州市章贡区人。2009 年 10 月 1 日下午 5 点首诊。

家属代诉：发热，并神识不清 1 天。

患者身体肥胖。原有高血压、糖尿病、阿尔茨海默病等多种疾病。昨天感寒发热，今日一早送到某医院急诊科诊治。测体温高达 39℃，经肌注静滴等多法给药（药物不详），至下午 5 时高烧仍未退。家人心急如焚，恳请出诊。

遂同至某医院门诊观察室诊视，经主管医生同意，诊察病人。

察：患者静脉输液未完，昏睡不醒，呼之不应。肌肤灼热，无汗。脉浮，弦数。

此太阳病麻黄汤证。虽年高并有高血压病史，然"有故无殒，亦无殒也"。

疏方：生麻黄 10 克，桂枝 15 克，杏仁 10 克，甘草 6 克，细辛 5 克，生姜 3 片，葱白 3 根。

1 剂。

患者家属急煎汤药，30 分钟汤成，取汁 500mL，急送医院。嘱分两次灌服，服后注意保温，得微汗即效。

首服约 250mL，服下后约 20 分钟吐出，神智稍清，但未能取汗。稍停，再进二服，约 0.5 小时后得小汗，汗出热退。当夜体温 37.5℃。次日早晨体温完全正常。

嗣后未再发热。患者吵闹要求出院。

饮食调理而愈。

评：经云"体若燔炭，汗出而散"，此之谓也。麻黄汤证在前人病案中不胜枚举，家兄此处此案并无新意。麻黄汤为发汗峻剂，常有医生畏若虎狼，实无此必要。在临床中我亦常以麻黄汤退热，常常是一剂见效，不必再剂。而且没有西药之副作用，退热后多不反复。麻黄汤证认证须当准确，伤寒表实，无汗恶寒为其的证。麻黄汤按原方服法，药后无需啜粥。可见古人药后啜粥用意，一以助药力，二养胃气，以免过汗伤阳。佐证药后啜粥之桂枝汤实为补益之方剂。我用麻黄汤煎剂亦多嘱一次煎取约 500mL，温分二服，不必二煎。与家兄讨论麻黄汤用法时，均谈及常有患者服第一服时出现呕吐，吐出胃内容物和痰涎，见有此症不必惊慌，嘱患者休息片刻，服二服即可。半小时至一小时必能取汗。

此案为一年高老妇，患高血压、糖尿病，然体质素壮。西医虽有麻黄增高血压之说，但家兄认为，可以用中医宏观整体观念指导西医用药，不可以西医局部实验理论指导中医用药。一剂而愈，亦意料之中。

以上两案，辨证的当或以家兄所言方证的当，虽皆效若桴鼓，然也平常。认真读《伤寒论》三年，应当能用麻桂方，在前人经方医案中多有此类病案。

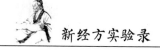

读书尝见恽铁樵先生故事，以麻黄汤治其第四子伤寒证，如临深渊如下刑场，余甚惑之，或有夸大之辞。读《伤寒论》者定不至如此不通。

五案　薏苡附子败酱散证

兰某女，36 岁，东莞市虎门镇人。2008 年 10 月 23 日首诊。

主诉：左下腹疼痛伴大便不通 3 天。

患者自诉：原有 10 余年的结肠炎病史，常有左腹疼痛。平日左腿不能尽情伸展，否则必牵拉左腹隐痛。急性发作时左腹痛甚，弯腰屈身行走方舒；大便常不通，但不干燥。怕冷，痛处喜按喜温。每 3 个月至半年发病一次，每次发病都如是症，需静脉滴注抗生素 5～7 天方缓解。本次发病业已 3 天，曾口服头孢拉定和左氧氟沙星等西药，未效。

察患者躬身按腹而进，面容痛苦。体质丰肥，面色㿠白。肤冷，有微汗。腹部柔软，除左下腹轻微压痛外，其他未见异常，无腹部包块。舌体大，色淡，脉沉。

此为阳虚阴寒里结而痛也。薏苡附子败酱散合芍药甘草汤主之。

患者因从未用过中药治疗，对中医方法无信心，要求仍使用西药静脉滴注抗生素。余综合病人情况，力劝其试服中药一剂，不必再用他药，患者勉强同意。

疏方：制附子 50 克，薏苡仁 50 克，败酱草 30 克，白芍 50 克，炙甘草 30 克，皂角刺 15 克。

1 剂。

嘱小火慢煎 2 小时；餐后 1 小时服药，温分两至三次服。

患者将信将疑，领药而去。

次日上午，患者面露喜色，踊跃而来。诉：服药数小时即便通痛止，解出多量黑稀便。左腿平时不发作时，也不能尽情伸展，今天也可以屈伸了。患者甚感惊奇，对中医治疗亦信心大增，要求继续中药治疗。

根据患者情况，按脾肾阳虚，拟附子理中汤为基本方，调理 3 个月，以绝后患。

疏方：制附子 25 克，党参 15 克，炮姜 15 克，红枣 7 个，炒白术 15 克，炙甘草 15 克，白芍 10 克，木香 6 克，薏苡仁 25 克。

5 剂。嘱患者服药后若无不适，或有寸进，则按二诊方继续服用，不必再诊。

2009 年 1 月初患者再次复诊。

患者诉以二诊方前后共服 50 余剂，原有怕冷症状大减，食纳增加，精神好转，活动量增加，体重反降 3kg，行走时左腹部不再有牵拉感。如前所诉之大便不通、并腹部剧痛症状未再发生。

嘱坚持服附子理中丸成药半年，以巩固疗效。

评：师古不泥古。无论经方时方，无论辨证论治或辨症论治，都贵在变通。有时我想：经常有人说中医博大精深，实际说的是中医的变化难以掌控，疗效却出乎意料。我们现在探索的不正是它诱人的规律性吗？

此案所用薏苡附子败酱散，为《伤寒杂病论·疮痈肠痈浸淫病脉证并治第十八》方。"肠痈之为病，其身甲错，腹皮急，按之濡，如肿状，腹无积聚，身无热，脉数，此为腹内有痈脓。"解析病机是由素体阳虚、寒湿瘀血互结、腐败成脓所致。方中重用薏苡仁利湿排脓，轻用附子扶助阳气，以散寒湿，佐以败酱破瘀排脓。配合成方，共奏利湿排脓，破血消瘀之功。肌肤甲错示其患病日久，药以散剂，示其不取速效而在缓图。现代医学中慢性结肠炎、慢性阑尾炎、肠息肉、肠结核、肠激惹综合征等，可导致长期腹痛腹泻，消化吸收不良的肠道疾病，都可纳入其中。

此方使用勿被"肠痈"二字误导，特别是"腹内有痈脓"几字。应当是古人见病人大便排出黏液便，误认为脓，故列之为肠痈。察"其身甲错，腹皮急，按之濡，如肿状，腹无积聚，身无热"等症，全无痈脓之象，倒似西医肠结核之描述。薏苡附子败酱草三药亦非真破痈化痈排脓之味。

该患者病已十年，然病不甚剧。面白体胖，怕冷，脉沉舌淡。发作时喜暖喜按，寒重而湿轻。故以重剂附子扶阳散寒，佐以芍药甘草缓急和中。1 剂显效。名虽为薏苡附子败酱散，实是主次另置，全无原方之意。

后续之方亦不可忽视。

二诊方为温补脾肾，图本之法。附子理中汤方连续服用近三个月，50 余剂，附子每剂 25 克。患者病情大为好转，腹痛之症再未复发，体质已基本恢复正常，亦未现乌头碱积蓄中毒症状，终获全功。

六案　旋覆代赭汤证

郭某男，82 岁，赣州市章贡区人。2008 年 6 月 26 日首诊。

主诉：吞咽困难 1 个月，加重 1 星期。

患者家属代诉：老人确诊食道癌已 3 个月，一个月前刚从某医院出院，因考虑老人年事已高，以及家庭经济状况也不太好，故未行手术，亦未做化疗等其他治疗。老人目前并不了解自己病情，家属因此要求医生保密治疗。患者出院后身体状况日差，咽喉逐渐出现梗阻，吞咽困难，最近一星期甚至连稀粥都无法下咽，靠小区医院上门静脉输液维持。老人子女请求出诊。

察患者消瘦，倦怠。神志清楚，言语明白，手足冷。自诉除吞咽困难外，无其他不适。

脉沉细，舌苔白，质淡。

其病在太阴，旋覆代赭汤主之。

疏方：旋覆花 15 克，代赭石 6 克，党参 15 克，姜半夏 25 克，干姜 25 克，红枣 6 个，炙甘草 10 克，硫黄 1 块（15 克）。

2 剂。

嘱先取豆腐一块和硫黄同煮半小时，弃豆腐及汤，取硫黄入药同煎。小火慢煎 1 小时，只取头煎液约 500mL，温分三至五服。

6 月 28 日复诊。家属代诉：第一剂药首服及二服均被吐出，三服有少量咽下。第二剂药服下已较为顺利，大部分药汁咽下未吐出。今日早晨已能进食少量稀粥，老人甚为高兴。

诊其脉沉细，舌质淡，舌苔白。

疏方：旋覆花 15 克，代赭石 10 克，党参 25 克，制附子 30 克，干姜片 15 克，炒白术 15 克，红枣 6 个，炙甘草 10 克，硫黄 20 克。生姜 100 克，捣烂取汁，冲入煎剂服。

2 剂。

煎服法同前。

7 月 1 日三诊。患者情况进一步好转，已能进食稍稠的肉粥。精神有好转。

但脉乃沉细微。舌质淡，边尖有齿痕及瘀点出现。

嘱家属，上方可隔日或数日一服，不必连续服用。老人若能吞咽，生活质量即是有所改善，期望值不可过高。患者家属表示理解。

嗣后未再诊。一个多月后患者去世。

评：《伤寒论·辨太阳病脉证并治》中，旋覆代赭汤用于"伤寒，发汗，若吐若下，解后心下痞硬，噫气不除者"。证系中阳受损，寒阻气逆所致的噫气呃逆，皖腹痞硬，病仅及中焦，其证也轻。此案患者进食则吐，脉现沉细，舌淡苔白。脾肾阳气俱虚，已现寒甚格拒之象，其证也重。

家兄在此案中药味选择及药味分量颇有讲究：质地甚重之代赭石只用了6克，首诊处方去生姜，重用干姜，并加"火中精"硫黄15克。其温阳力量甚大。喻嘉言在《医门法律·关格》中，力倡调治关格当批郤导窍，认为治之宜开通疏利，因势利导，俾使邪有出路。批郤导窍的大方针是对的，任何问题都要抓住关键，具体方法则还应是因人因时制宜。似此案患者根在脾肾阳大虚大寒，自然以大温大热直中病所，阳气一复，其格自开。所以少用代赭石，并不在意其沉降通关作用。

二诊患者已能进食少量稀粥，其格已开，脾肾阳气有来复之象。二诊方中更加附子30克，姜汁冲服。冀其有意外之功。

三诊患者自诉症状虽无变化，然脉象现沉细微，舌质现瘀点并齿痕。见微知著，已知其回天无力，遂顺其自然。

硫黄一味，在临床甚少用于内服，唯肾阳虚衰病人可用，犹油尽燃芯之举，不可轻试。

七案 四逆汤证

邓某男，69岁，北京市房山区人。2010年2月2日首诊。

主诉：咳嗽痰多，伴心慌心跳加重3天。

患者患风湿性心脏病50年（19岁即已确诊）。平日常感头晕，胸闷气紧，心慌心跳。近日因旅途劳顿，又感受风寒。感头晕，心悸加重，伴有目眩，咳嗽，痰多色白，气紧，胸闷而喘。

察：面色紫暗，两颧潮红，张口抬肩呼吸。语言低微断续，时有咳喘，吐出多量白痰。双下肢踝部有轻度浮肿，双手冰凉。血压：138/60mmHg。

脉弦紧，数（102次/分钟）。

舌质暗，苔白滑。

证属阳气衰竭，阴不抱阳，有阴阳离决之象。此四逆汤方证。

急予四逆汤加减，嘱其速取药煎服。

疏方：制附子50克，砂仁10克，干姜15克，炙甘草15克，炙龟板10克，茯苓30克。

2剂。

嘱大火急煎半小时，只取头煎。分两次温服，餐后1小时服。如空腹服则服后卧床休息。

2月4日复诊：患者进门即作揖感谢，说：廖大夫，神方。这两剂药下去

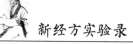

一下解决了我三个问题：一不咳嗽了，二不心悸了，三脸不红了。

因患者行程关系，次日即回北京。故将处方抄录给病人带回。嘱可继续服用 3~5 剂。

根据患者实际情况，临行余亦建议患者尽早行心脏手术。患者表示理解。

患者于 2011 年 3 月 25 日在北京某医院行心脏手术（支架，人工瓣膜置换等）。术后 1 周家属来电话报平安。

2012 年 2 月患者电话求诊。

自诉术后恢复较慢，术后将近一年，一直头晕，精神差，睡眠不好，夜尿多，每晚起三四次。口干不欲饮，痰多，黏稠色白，不易咳出。仍有心悸现象。

因对患者体质已有了解，询问情况后电话处方。

炙甘草汤方主之。

疏方：炙甘草 50 克，桂枝 15 克，党参 15 克，生地 30 克，阿胶 10 克，干姜 25 克，红枣 10 个，制附子 30 克，茯苓 30 克，炒白术 15 克，砂仁 10 克，麦冬 20 克。

2 剂。

嘱：①米酒 1 杯入药同煎。

②小火慢煎 1 小时，取煎液 500~600mL，温分三服。

两天后患者来电话告知：药后大有好转。睡眠好很多，每夜尿减少至一两次。精神好转，心悸基本消失，但仍然有黏痰在喉头咳不出，但痰量也比前几天少很多。询问是否继续服用，嘱继续服用 10~15 剂。

患者自费续服几剂后（上方 1 剂需 50 多元人民币），欲公费医疗取药。公费门诊医生不愿意抄方，另开处方。询知内有麻黄细辛半夏贝母等药，余言此方不可服，服必烦躁不眠。抓 5 剂，服 2 剂，果心烦不能眠，口干不欲饮，痰症如前，心悸又复出现加重。电请疏方，愿自费抓药。

疏方：制附片 30 克，茯苓 30 克，干姜 25 克，炙甘草 30 克，桔梗 15 克，木蝴蝶 15 克，花粉 25 克，桂枝 10 克。

2 剂。

嘱小火煎 1 小时，温分二三次服。

三天后患者来电：自费抓服 2 剂，服后症状已减轻八九。无心悸感了，精神好很多，可以出外散步走 1 公里。夜尿现象消失，咳喘痰多症状基本消失。食欲明显增强。

嘱守原方再进3剂，以巩固疗效。

一周后电话回访，患者恢复状况很好，不再服药。

临床痊愈。

评： 患者是位近70岁的男性风湿性心脏病病人，有五十年的病史，已进入风湿性心脏病心功能失代偿期。中医的病名一向杂乱无章，或以症状代病名，或以病因代病名，或以病机代病名。此病人可纳入心悸或咳喘范畴。

病人前后历时两年，处方三次，总服药剂数不到20剂。但每剂必有显效，足见家兄诊疗功力。第一次就诊时，家兄视其阳气衰竭、有阴阳离决之象，予以《伤寒杂病论》四逆汤合郑钦安先生的潜阳丹2剂，显效。郑老先生也是我所景仰的伤寒大家，他对《伤寒杂病论》的感悟非一般伤寒家可比，从他发挥《伤寒杂病论》处方运用可知。现在有人将他奉为火神派创始人，实际是有损郑老先生英名。《郑钦安医学三书》中有两个方子至为重要，其中潜阳丹是从四逆汤变化而来，因此家兄还是将此案归入四逆汤案。这个方子在力挽狂澜方面不亚于四逆汤，固护元阳方面胜于四逆汤。诸君在临床有机会可以一试。

2剂显效后，家兄并未囿于中西门户之见，而是根据患者实际情况，建议其尽早手术治疗。两年后患者因手术后身体恢复较慢，电话求诊。家兄以患者咳痰、心悸、睡眠不安为主症，拟以炙甘草汤加减方剂，显效。又在其他医生误治后再次出手挽回。纵观前后三方，家兄辨证不离阴阳，脏腑不离脾肾，方剂不出四逆（二诊处方炙甘草汤方中也含有四逆汤），诸方均是中病即止，皆仲景《伤寒论》经方风格。

注意此例患者多次诉咳喘有痰。此痰非肺中之痰，实为阳虚不运，水湿上泛也。以附子、干姜、缩砂之类，大温元阳，纳气归肾。阳气一运，水湿自消，不治痰而痰消，不治喘而喘自平。家兄立法处方只在阴阳上寻根，不在客邪上纠缠，立足于"正气存内邪不可干"。

从上例病案中也可看出，家兄受郑钦安先生影响很大。

八案 麻黄附子细辛汤证

胡某女，89岁，赣州市章贡区人。2007年12月28日首诊。

主诉： 怕冷，伴头疼身痛1周。

患者是位老邻居，也是长辈，子女都在外地工作，只请有保姆照顾生活。因多日不见老人出来走动，询知老人原来身体不适，即往榻前诊视。

询知患病已经 1 周，头疼身痛，无汗，怕冷。曾自行服用氨酚黄那敏胶囊和其他一些感冒药（不详）等，未效。诊其脉沉细，苔白。

此伤寒少阴证，麻黄细辛附子汤主之。

疏方：制附子 30 克，生麻黄 10 克，细辛 5 克，桂枝 10 克，炒白术 10 克，生姜 3 片，葱白 3 茎，红枣 5 个。

1 剂。

嘱保姆小心煎取，得头煎 500mL 即可，温分三服，卧床覆被，若取微汗最好。

一服中的，果得微汗，头疼身痛怕冷等症尽失。二三服少少与饮，不复取汗。

次日老人上门呼乳名道谢。未再服药，饮食调理而愈。

评：《伤寒论·辨少阴病脉证并治》"少阴病，始得之，反发热，麻黄细辛附子汤主之"。"反发热"三字，知少阴病本不当发热，今发热者，有表证也。少阴病原病证为脉微细但欲寐，里虚寒证也，现复感表邪，当如胡希恕先生所言为表阴证。八纲辨证当为阳虚风寒表实证。何以知其表实？见下条有"少阴病，得之二三日，麻黄附子甘草汤微发汗。以二三日无证，故微发汗也"。故知其麻黄细辛附子汤亦无汗。

此案患者虽脉沉，然有头身疼痛，无汗，故加通阳桂枝助汗，白术祛湿去风疗身痛，亦可防过汗之弊。师其法而不泥其方也。一剂即愈，经方效果，大致如此。

九案　麻黄附子细辛汤证

廖某男，2 岁，赣州市章贡区人。2008 年 3 月 8 日首诊。

患儿家长诉：咳嗽少痰将近 1 个月。患儿春节后受凉发热，高烧咳嗽。即往某妇女儿童医院住院治疗，诊断为支气管肺炎。经西医使用头孢类抗菌素等，1 周后症状得到控制，化验血象正常，发热消失，咳嗽减轻出院。出院后转门诊治疗，遗留咳嗽症状未能进一步好转。现咳嗽也不甚剧，早晨天亮时咳嗽较多。有时几小时也不咳嗽一声，有时受凉则连续呛咳不止。无痰，偶有少量白痰咳出。

察：舌苔白，指纹青暗。

此少阴病，麻黄附子细辛汤温散可也。

疏方：生麻黄 5 克，制附子 5 克，细辛 2 克，杏仁 5 克，生姜 1 片，红枣

2个。

2剂。

水煎服，每日1剂，分四至六次服。忌鱼、虾、蛋类及生冷。

3月10日二诊：患儿家长诉：咳嗽已明显减轻，症状缓解七八。

苔薄白。守原方加减，去生麻黄，加紫苏叶。

疏方：紫苏叶6克，制附子5克，细辛2克，杏仁5克，生姜1片，红枣2个。

3剂。

水煎服每日1剂，忌口同上。

3月13日三诊，患儿咳嗽症状基本消失。

嘱以保济丸每日1支，温水化服。服用3~5天，并注意饮食调理即可，不必再诊。

评：八、九两病案一老一小可一并议论。家兄将以上两案皆列为少阴证麻黄细辛附子汤证；前例老人以麻黄附子细辛汤很好理解，老人年事已高，气血虚衰。感受外邪，营卫不能抵御，直中少阴。表现为头疼身痛、怕冷喜卧、脉微苔白等阳虚之证。麻黄附子细辛汤，加桂枝葱白微汗散之，效若桴鼓1剂痊愈。

麻黄附子细辛汤在临床上也是一个极其常用的方剂。家兄尚言，麻黄附子细辛汤的使用，现在已超过麻黄汤使用频率。为何？盖因现代人体质已不如前人，平日缺少运动，又多在空调房计算机前久坐，阳气不运，正气日衰，偶患风寒，即入少阴。扶正以祛邪，温阳以散寒，不亦是乎？

后例幼儿咳嗽之证，何以也以麻黄附子细辛汤建功？有言小儿乃纯阳之体，何以亦阳气不足邪犯少阴？此患儿二十多日前因发热曾往医院诊治，诊断为支气管肺炎。经用抗菌素治疗发热已退，唯余咳嗽未愈。诸君知道中医中药分寒热温凉，岂知西药也有寒热温凉之分。我曾就此说和家兄进行探讨，认为：大多数对革兰氏阳性球菌有效的抗菌素，如青霉素类、头孢类、硝基咪唑类药物为寒凉性西药。对大多数革兰氏阴性杆菌有效的抗菌素如大环内酯类抗生素、氨基苷类抗生素为温性西药。喹诺酮类大致为中性。因抗菌素的广泛使用，临床亦常见使用寒凉性西药过度，致某些症状迁延日久不愈者。西医此时检验血象白血球通常不高，更多表现为过敏性症状。如此例幼儿咳嗽证之类就非常多见。

以中医理论论之，此例患儿过用寒凉西药，损伤其元阳，现少阴之证，用麻黄附子细辛汤不亦当乎？二诊处方，麻附辛中病即止，麻黄易紫苏叶为万全之剂。嗣后再以健脾疏风之保济丸善后，稳当之至。

我曾请教家兄：在你的麻黄汤证案、麻黄细辛附子汤证案中，都并非以原方证治。或有加细辛葱白，或有加生姜红枣者，为何？如此变化是否有失仲景先师原意？家兄云：变化原因有二，一者，麻黄汤原方中麻黄用量是很大的。在麻黄汤中麻黄超过桂枝量，是其 1.3 倍。在方中减少了麻黄用量，适当增加葱姜，不会影响发汗效果，而且汗出会更和缓些。二者，现代人体质下降，不禁发汗，姜枣有防止过汗作用。麻黄附子细辛汤亦是同理。另外，临床也常需考虑西药对患者症状的影响。至于仲景先师立方之意，本是示意汤证理法。如桂枝汤证者，变化多端，其他病脉证并治又何尝不是如此？知常达变，方得仲景先师精神。

家兄素喜用中医思维指导西医用药，用西医理论思考中医现象。尝云：中医思维是宏观思维，站得高，看得远。注重整体，注重人与外界、与自然的关联。用此思想观念指导临床用药，顾全大局，常能取得较单纯西医思维更好的效果。而以现代发展观思考中医、解释中医现象，则也是中医未来的必由之路。

兹再举家兄一中西医思维之范例：2001 年至 2002 年家兄曾以西医四联用药治疗上消化道溃疡（奥美拉唑，阿莫西林，甲硝唑，枸橼酸铋钾）。据报道，该处方对上消化道溃疡治愈率约在 80%。在我们临床观察四联用药效果时，认为上消化道溃疡病人大多数为虚寒证，按六经分证属太阴病。这部分病人在服用甲硝唑后，易出现恶心欲吐、口淡、唾液增多、食欲差、舌苔白滑。有些病人因药物反应太大（甲硝唑按中医药性分类属极寒凉药物），甚至不能坚持服药。按中医观点，大多数胃脘痛病人证属虚寒，阳虚不运，应以扶正为主，西医用药如能遵循此原则则效果可能更好。即将该四联方变化为奥美拉唑、阿莫西林、胶体果胶铋、替普瑞酮四种药物。替普瑞酮为修复胃黏膜良药，按中药分类应属补益药。使用后，据临床观察（未经对照组对比及统计学处理），病人药物反应明显减少，我们感觉有效率也有明显提高。尤其是十二指肠球溃疡者，据我观察，治愈率至少可达 95% 以上。诸君亦可以一试。

十案　炙甘草汤证

伍某女，76 岁，赣州市章贡区人。2007 年 10 月 10 日首诊。

主诉：反复咳嗽，并咳白痰 1 个月。

患者自诉：反复咳嗽 1 个月，并咳少量白黏痰，经门诊中西药治疗无效，后转入市某医院收治住院。入院后检查未发现大问题，仅胸片示双肺纹理增粗，诊断为支气管炎。经用静脉滴注抗生素（不详）也未取得理想疗效。住院治疗一星期，要求出院。出院当天下午来诊。

询其咳嗽并不甚剧，咳嗽不分早晚，痰也不多，色白黏稠。食纳可，大小便正常，睡眠也可。因久咳已致胸痛。

脉缓，舌质淡，舌苔白。

此证为风寒治疗失当，寒滞肺络，成"肺中冷"之肺痿证。予甘草干姜汤。

疏方：炙甘草 30 克，干姜 30 克，茯苓 30 克，炒白术 15 克。

2 剂。

水煎服，每日 1 剂。

嘱忌食鱼虾蛋及各种海产品。

10 月 12 日二诊：服药 2 剂，症状大大缓解，患者要求按原方再进 2 剂。

嗣后未再复诊，想已痊愈，未随访。

不想时隔数月，2008 年 2 月 6 日（大年三十）下午三四点钟，患者寻访至余家中求诊。

主诉：干咳 10 多天。

患者本次咳嗽 10 余天，曾在医院门诊治疗无效。因有上次咳嗽之教训，寻思虽是大年三十，也只好腆颜上门求治。细询咳嗽形状，仅诉无痰干咳，无早晚之分，其他亦无何不适。睡眠、食纳、大小便均好。

观其舌，苔薄质正。唯脉有结象。

思此病人寒热虚实不显，表里五脏病位不明，和上次咳嗽又有不同。心中甚是踌躇，惟脉结一线可资思考。

思考再三，即疏炙甘草汤原方令持去，心中殊无把握。

疏方：炙甘草 30 克，桂枝 15 克，桔梗 15 克，党参 15 克，生地黄 25 克，阿胶珠 6 克，麦冬 15 克，酸枣仁 25 克，生姜 3 片，红枣 7 枚。

3 剂。

米酒 1 小碗同煎。每日 1 剂，分两三次温服。恰逢过年，嘱适当少食鱼虾海鲜等发物。

临行叮嘱患者服药后，无论得效与否，务必电话告知药后情况。

正月初八，患者来电告知：年三十下午抓药后未服。至年初三开始服药，共进 3 剂，现已完全痊愈。并致节日问候云云。

评：此一案两方。前有《金匮要略·肺痿肺痈咳嗽上气病脉证并治第七》："肺痿吐涎沫而不咳者，其人不渴，必遗尿，小便数，所以然者，以上虚不能制下故也。此为肺中冷，必眩，多涎唾，甘草干姜汤以温之。"甘草干姜汤因其止咯血作用，宋代又有人将其称为复阴汤。阴阳互根，气血互生，左右逢源，怎么说都行，自古以来就不乏故弄玄虚之人。中医两千年，中医方剂如恒河之沙，数以十万计，真正称得上经典方的不多，甘草干姜汤也算一个。此方结构简单，仅两味药。然而认证准确则效果惊人。我曾以此方未做加减，治疗肺结核晚期病人咯血症，1 剂血止。甘草干姜汤从其组成可知为温阳之方，条文症状和我们临床使用时症状不一定悉数符合，但"肺中冷"之证是一定的。

此病人第一次就诊时唾白黏痰，咳嗽日久，苔白舌淡，符合"肺中冷"证。以甘草干姜汤温肺止咳，显效。

二次就诊，家兄完全是以"但见一证便是"为指导方针处方用药。在病案中，家兄并非成竹在胸，而是"踌躇再三""殊无把握"，犹豫后方令其持方而去，但效果却显然出乎家兄意料之外。我们对一个病案的学习，除了需要其病案记录的真实性，更重要的是观察病案主诊医生在整个治疗过程中的思想方法，并由此得到一些相关的启发和教训，并非简单的照搬模仿。相信家兄自己在此案中也是有所收获了。

患者二诊中，除主诉咳嗽十余天，其他未提供更多信息。食纳，睡眠，大小便，舌苔舌质也均正常。仅有脉结一条可资思考。《伤寒论·辨太阳病脉证并治》"脉按之来缓，时一止复来者，名曰结，又脉来动而中止，更来小数，中有还者反动名曰结，阴也。脉来动而中止，不能自还，因而复动者，名曰代，阴也"。"伤寒，脉结代，心动悸，炙甘草汤主之"，《伤寒论》经方对症状的精准描述和把握大致如此，此亦无例外。

以现代医学的角度解释，两次咳嗽的病因和诊断也应该是不同的。从病人所述症状分析，第一次咳嗽很可能是过敏性支气管炎类疾病，故西医使用抗生素无明显效果。现代研究中发现，甘草和干姜都有很好的抗过敏作用，可能正好切中病因。

第二次咳嗽可能和心源性咳喘有关。炙甘草汤有"亦治咳喘"条文，主证又是治疗"伤寒，脉结代，心动悸"。以现代医学理解应有早搏，或有心功能不全症状。炙甘草汤方现代医学证实有强心作用，这就可以很好解释"脉结代"和"咳喘"的关系了，亦提示我们在今后临床若有心源性咳喘可考虑此方应用。

十一案 炙甘草汤证

方某男，90 岁，赣州市章贡区人。2012 年冬首诊。

患者主诉：双下肢小腿瘙痒半年余。

患者家人介绍病情：患者平日身体健康，无高血压病、高血脂、糖尿病等疾病。约半年前始，患者双下肢小腿部位出现瘙痒。自行购买药物治疗，如无极膏、华佗膏等，无效。往小区医院求治，也无效。迁延近半年，不胜其苦。1 个月前，家人送至当地某医学院附属医院住院治疗，诊断为干性湿疹。经治 1 个月，使用激素维生素及抗过敏药等，也未能缓解症状。主管医生在和病人及家属交流方面言语亦有不当，对病人及家属说"这病全世界都治不好"，令患者非常悲观，一度萌生轻生念头。家属也十分不满，遂自动出院。

察：患者精神憔悴，消瘦。神智清楚，言语流利，能行走，生活尚能自理。只是时有叹息，似是胸臆不舒。询其症状，诉曰：因苦腿痒，寝食不安。夜间尿多，常起五六次。偶有心悸，其他亦无何不适。观其双小腿外侧患处，抓痕累累，几无完肤。色红，无渗出。

察舌苔薄白，舌质淡舌体胖，有齿痕。脉结，沉细微。

以"但见一证便是"之脉结为纲，以夜尿多，舌体胖淡，脉细沉微，辨证为少阴病为目。处方炙甘草汤方合温阳之药治之。

疏方：炙甘草 50 克，制附片 50 克，桂枝 15 克，党参 15 克，生地黄 50 克，阿胶 6 克，麦冬 15 克，酸枣仁 25 克，生姜 3 片，红枣 7 枚。

3 剂。米酒 1 小碗同煎。

嘱：一次放足水约 1000mL，小火慢煎 1 小时以上，只煎一次。煎取约 500mL。餐后 1 小时，温分二至三次服。

三天后患者家属来电，患者诸症大为改善：睡眠好转，夜尿 1～2 次。小腿痒减轻大半。并询问是否要改方。

嘱原方继进 3 剂，不必更方，药后再诊。

1 周后复诊。上方共进 6 剂，患者双下肢皮肤瘙痒症状竟完全消失。夜间小便减至一次。食欲、睡眠都好不少。患者精神大好，见面即连称"神奇神奇"。诊其脉沉缓，结脉已消失。舌苔薄白，质淡。舌体已不胖大。

三诊未再处方，嘱其饮食调理善后。半年后其家人因病就诊，询知患者湿疹未再复发。

评：事实上家兄的诊疗风格在 2005 年前后已有变化，不知是否如黄世沛先生所言"觉今是而昨非"。后几年，火神派炒作如火如荼，我就此事与家兄讨论。家兄语：本来就没有什么火神派。如果硬要将重用姜附者分门别派，火神派也只是仲景门下的一个分支。使用附子干姜确是其特点，但若偏于一隅也有损全局。《伤寒杂病论》中之方剂，使用生附子量达 50 克以上者比比皆是，不足为奇。殊不知火神派奉为师祖爷的郑钦安先生，实是一位地道的伤寒大家。郑钦安老先生大剂附子不过是还《伤寒杂病论》经方中本来面目罢了。

此案老人年届 90，病干性湿疹已经半年。从西医方面来说，此病虽不会危及生命，但治疗却棘手，而且反复发作，非常顽固，给病人带来很大痛苦，严重影响患者生活质量。家兄接诊此病人后，察色按脉，根据心悸脉结一症，先有"但见一证便是"，次以患者舌淡体大脉沉，再有阳虚之辨证施治。疏炙甘草汤加附子重剂，也是二法之完美结合。

此案家兄已是成竹在胸，和前案"踌躇再三""殊无把握"已是大不同矣。

再有，此案例和前一案例相比，从西医诊断一为呼吸系统疾病、一为皮肤科疾病，从中医诊断一为咳嗽、一为皮肤瘙痒，完全是风马牛不相及，却以同一"但见一证便是"之脉结，用炙甘草汤方，一位仅 3 剂，另一位 6 剂快速治愈。

设想，如果两案患者，以四诊八纲或脏腑经络或卫气营血辨证，能否也开出炙甘草汤或其相类似方？如果开出其他方剂，是否也具有如炙甘草汤方的效果？我认为答案是否定的。在这里，我想，家兄列此两案的目的是非常明确的——"但见一证便是"在临床处方用药中具有非常重要的指导地位。

在一些经方临床中，有人提出经方"抓主证"一说。从字面看"抓主证"说并无错误，而且也算是对经方运用的重要心得。但"主证"二字又易将人引入歧途，似乎是主要症状。如此案的主证是什么？皮肤瘙痒？心悸？夜尿多？都有可能，仁智各见了。"抓主证"说实际是"但见一证便是"说的翻版，而"但见一证便是"更为切中肯綮，更为准确。

十二案 炙甘草汤证

张某女，78 岁，退休教师，赣州市章贡区人。2008 年 1 月 5 日首诊。

主诉：咳嗽，伴心悸半年多。

家属代诉：患者咳嗽咳白痰已半年。在市某医院呼吸科住院 2 个月，花费数万元。会诊三次，诊断为肺癌（检验未见癌细胞）、肺间质纤维化。每日用大量抗生素，咳嗽咳痰仍然不止。主管医生对其家属预言，患者最多只能活 2 个月了。劝其出院回家休养，患者自动出院。出院第二天下午请余出诊。

察：患者消瘦，身高 155cm，估计体重 35～40kg。面色苍白，咳嗽，咳白黏痰，量多。卧床不起，语声低微，神态疲倦。自诉食纳极少，无食欲。口淡不欲饮。大便 5～7 天一解，不硬。心悸胸闷，动则气喘。舌苔薄白而干，少津。舌质淡红，有瘀点。脉沉，细数。

此肺脾肾三脏阳气俱虚。阳气不运则津液不能敷布，停而为痰。胸中寒气遏阻心阳则悸。当务之急温脾肾之元阳。

处方四逆汤加减。

疏方：制附子 60 克，干姜片 30 克，炙甘草 30 克，桂枝 15 克，白茯苓 30 克。

1 剂。

嘱：以清水 1000mL，小火慢煎 2 小时，取药汁 400mL。分四次温服。

患者当晚 8 时始服药，睡前服药两次。第二天上午 9 点，患者家属来电话说患者诉感觉好多了，咳嗽吐痰明显减少。患者对家属说：我还能活下去，我不是肺癌，这次你们找对了医生。

下午诊察患者，精神有明显好转。自诉咳嗽减轻，咳痰减少很多。

舌苔薄白，已有少少津液。脉沉细。

效不更方，以前方稍变化，加薤白 10 克，再进 2 剂。

疏方：制附子 60 克，干姜 30 克，炙甘草 30 克，桂枝 15 克，茯苓 30 克，薤白 10 克。

2 剂。

煎服法同前。

1 月 8 日三诊。原有主要症状咳嗽咳痰竟完全消失。唯余心悸、头晕、睡眠不安。因咳嗽咳痰诸症状既已消失，自以为辨证胸阳不振不错，继以前方加减。

处方：制附子 30 克，桂枝 15 克，薤白 10 克，茯苓 30 克，炙甘草 10 克，党参 15 克，炒白术 10 克，炙黄芪 15 克，五味子 6 克。

3 剂。

1 月 11 日四诊。患者诉服药后进展不明显。除咳嗽咳痰症状消失，其他症状未减轻，依然感觉心慌心跳，睡眠不好，动则气紧。

前方去炒白术，炙黄芪。加瓜蒌皮 15 克，远志肉 6 克。

3 剂。

1 月 13 日五诊。又不效。

余心神已乱，自忖首诊处方有效，方向未错，后疏方大纲未改，何以不效？杂投桂附参术芪五味子瓜蒌远志等，共进 10 余剂，皆不效。余甚惑之。

细诊其脉，沉而细。若有若无，偶有停顿，忽悟此非炙甘草汤证者何？即疏炙甘草汤方予之。

疏方：炙甘草 50 克，桂枝 20 克，生地黄 30 克，党参 10 克，麦冬 20 克，红枣 10 枚，阿胶 10 克（烊服），生姜 5 片。

1 剂。

米酒 1 小碗入煎。

嘱：清水 800mL 小火煎取 400mL，只取头煎。分三至四次温服。

一剂见效，当夜安稳入睡。患者次日诉心慌心跳症状明显好转。

守原方继进 10 剂，心悸、头晕、睡眠不安等症完全消失。前后服中药 34 剂，患者逐步起床行动，食欲也有明显增加。至 2 月初再诊时，患者询问可否吃扬州蛋炒饭，家属告状说患者偷偷去厨房自己剁鸡腿吃。生活已能慢慢自理。

临近春节，停服中药。嗣后饮食调理而愈。

评：这个病案无论是辨证或方证对应，在初诊中，诊断和用药都不甚准确，虽然初诊即取得显效，但我依然认为辨证不确；把它定性为四逆汤证就更是错误了。此病人应该是气阴两虚之虚劳肺痿证，方证对应为炙甘草汤证。我们看看病人的首诊情况：体虚消瘦，懒言少气，咳嗽，咳白痰，睡眠不安，心悸，舌干少津，脉细，数。实际上初诊很可能就有促脉，家兄未能察觉。一个典型的气阴两虚，虚劳肺痿证。不知为何家兄首诊辨证为少阴病而用四逆汤加桂枝茯苓。当然，首诊处方得效，也证明辨证处方也不是太离谱。首诊方用制附子、干姜、炙甘草、桂枝、茯苓共五味药，其中制附子达 60 克。这个方子也可以看作是四逆汤，甘草干姜汤，和欲作奔豚的茯苓桂枝甘草大枣汤合方。从方义看具有温运阳气，可治肺痿咳嗽和汗后伤阳奔豚证。病人得效关键在于内有甘草干姜汤，药后胸中阳气一运，肺痿咳嗽症状大减。但因无益阴之药，心阴不能得养，心悸症状自然不得消除。杂投10余剂后功效不能再进，家兄始觉辨证有误，细察其脉，诊得结脉，方有所悟，改弦更张，以炙甘草汤收全功。

此病人最终能临床痊愈固然可喜。但中间10余剂未进寸功，教训也当记取。和家兄讨论此案，问：为何首诊会用四逆汤等并不完全符合患者脉证之方？家兄云：可能是一种错误的直觉吧，前曾以甘草干姜汤加桂枝茯苓重剂，治疗肺间质纤维化病人，取得满意效果，所以先入为主了。家兄也认为，此案病人，如首诊以炙甘草汤为主方，应当是正确的，如果在炙甘草汤中重用温阳之药，如加入附子等，可能效果会更好，也许有15～20剂，病人就可以痊愈了。

《伤寒杂病论》涉炙甘草汤条文不多，其症状只提到"心动悸""肺痿涎唾多""脉结代"。曹颖甫《经方实验录》中认为，炙甘草汤药物组成"七分阴药，三分阳药。阴药为体，阳药为用"，感觉说得很有道理。在这个病人表现症状中，证属气阴两虚，偏重于阳气不足。所以家兄会认为，若以炙甘草汤加重温阳药，"四分阴药，六分阳药"，效果会更好。

炙甘草汤方的用法，建议诸君在临床使用炙甘草汤方时，遵守原方炙甘草的剂量比例，并遵原方加米酒同煎。炙甘草用量小，或不加米酒同煎，其效果是和原方有非常大的区别的。前几天读一位也算是伤寒名家的病案，案中以炙甘草汤治疗一西医诊断为风湿性心脏病、临床表现为心悸的病人。炙甘草每剂用量15克，每天1剂，连续服炙甘草汤方100多剂，简直不可思议。作为医生，病人在服用你的处方5～10天后并无明显好转，你就要考虑辨证和处方正不正确了；真不知道这位先生是怎么让这位患者在不变更处方的情况下连续服用100多剂的。更不幸的是，此案例最终还得出炙甘草久服可能造成水肿的结论。请问炙甘草汤服多长时间算久服？方中炙甘草是多大分量？是否可以排除方中其他药物导致的可能？有没有让人信服的其他病例为证据？甘草具有糖皮质激素类作用，但是否也有糖皮质激素类的副作用？临床并未有此方面的详细报道。人云亦云，缺乏逻辑，治学如此不严谨，贻害后学。

中医无论是辨证求因或是临床用方，都讲求整体观念。一方到底连续服上几个月，还服出了副作用，也是奇葩。至少证明你的方剂无效或只有微效，你的辨证就有问题了。

噫，医道之难，关乎性命，不可等闲视之。

十三案　四逆汤证

赵某女，52 岁，赣州市章贡区人。2010 年 7 月 21 日首诊。

主诉：头晕，伴恶心欲吐 3 天。

余与患者一家系世交，平素患者一家老少有恙均负责诊治，故对其体质非常了解。此日因余旅行在外，故电话求诊。

患者体质丰肥，原有高血压病和糖尿病史。本次发病于 3 天前，因中午开着空调，趴在办公桌上打瞌睡致病。细诉症状有颈痛、眩晕、恶心、头疼身痛、无汗、怕冷。因未见病人，无法察舌按脉，电话问诊后，想当然觉得应是葛根汤证。故给葛根汤加减 2 剂。

疏方：葛根 30 克，桂枝 15 克，白芍 15 克，制附子 15 克，炙甘草 10 克，红枣 6 个，生姜 3 片。

2 剂。水煎服，每日 1 剂。

次日患者来电，病情无好转，诸症反有加重。考虑患者有高血压等病史，担心出现脑血管意外，建议患者速转医院诊治。

患者即入某医院住院治疗。经全面检查，诊断依然为高血压病、糖尿病、动脉硬化、颈椎病等，解释眩晕恶心症状为脑供血不足云云，未发现脑梗等其他新问题，余心始安。

患者住院 5 天后又来电话。诉住院 5 天，每天静脉滴注灯盏花注射液等扩张血管药物五六瓶，未见寸效。每天下午输完液后反觉头晕加重。现头晕至不能行走，动则欲吐。患者素信任余，恳请依然中药治疗。

此时约为上午 10 点，余再细细询问患者现有形状，但云头晕欲吐，卧床不起。怕冷、头身疼痛等其他症状已不太明显。

思患者体质丰肥，平素是阳虚体质。虽未能四诊合参，但有"少阴病，饮食入口则吐，心中温温欲吐复不能吐，始得之，手足寒"之证。按少阴证，仍依四逆汤证法。

疏方：制附片 60 克，干姜 20 克，炙甘草 20 克，桂枝 15 克，茯苓 30 克。

1 剂。

嘱：以清水 1000mL，小火慢煎 2 小时，只取头煎约 400mL，分两次服，3～7 岁男童小便 1 小碗兑服，服后静卧。

至当日下午 5 点，患者来电告知情况如下。

中午遵嘱煎药，至下午 2 点汤成 2 点准服药 1 小碗约 200mL（兑男童小便一小盏）后，沉沉睡去。4 点自然醒来，自觉一生中从未睡过如此好觉。

起床后即感里急，急上卫生间，解出大量黑色稀便。洗浴后神清气爽，已无任何不适。现已感觉肚中饥饿，正准备进食热粥。问：剩余两服还需服否？

一服（半剂）而愈。

次日来电，头晕未发，精神也很好。为保险起见，要求再服 2 剂中药巩固疗效。

拟以原方减量，去童便，加厚朴。

疏方：制附片 30 克，干姜 15 克，炙甘草 15 克，桂枝 15 克，茯苓 30 克，厚朴 15 克。

2 剂。

忌生冷、萝卜等寒性食物。

痊愈。

评：此病案也是一例快速痊愈病案，效果真正达到覆杯即愈。询问家兄：你认为这种效果是否真的全是中药效果呢？家兄回答得也谦虚而客观：不能全盘否定西药的作用。病人已经使用西药五六天，所以未能起效果者是有原因的，中药或只是起了一部分作用。

我同意家兄的看法。病人好像一把生锈的锁，前用西药就像开锁的钥匙，钥匙是对的，但锁锈住了。中药就是润滑油，帮助西药起了作用。当然，中药本身也有非常重要的消除头晕症状的作用，在对人体整体调节上中医确实是有优势的。西医的治疗方法在这里就有了一定的局限性：病人以头晕为主要症状，没有脑出血，没有脑血栓。我们可以想象，应该是大脑血管狭窄或局部的紧张、痉挛造成供血不良。如果只是以大量的扩张血管药物，以静脉输液方式给药，过多的液体和输液时寒冷的刺激，反而可能加重血管紧张度，病人每天输液结束后头晕加重也许就是这个原因。给予中药干姜桂枝富含芳香挥发油成分，有扩张血管作用；附子具有降压镇静作用。病人服药后沉沉睡去，打破原来恶性循环链，西药也就通过中药发挥作用，中西药结合，因此能够一举得效，快速解除症状。

这个病案可以说是四逆汤证，也可以说是白通加猪胆汁汤方证，二者在病机上只是程度问题，区别不大。前者是"少阴病，饮食入口则吐，心中温温欲吐复不能吐。始得之，手足寒，脉弦迟者，此胸中实，不可下也，当吐之。若膈上有寒饮，干呕者，不可吐也，当温之，宜四逆汤"。阳微而胸中有寒，脉微细，故以干姜附子守中回阳散寒。后者是"利不止，厥逆无脉，干呕，烦者，白通加猪胆汁汤主之"。阳微而欲脱，阴不抱阳，脉已似有似无，

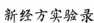

故以干姜附子葱白通中回阳，童便交通阴阳。

此病案如果能四诊合参，辨证施治又当如何？病人头晕欲吐，可能有脉沉细，苔白舌淡。若以"诸风掉眩皆属于肝"或"无痰不作眩"辨证，也可能处方以半夏白术天麻汤，或吴茱萸汤。当然，是否能有效，有效到什么程度，就不得而知了，这是无法证明和比较的问题。只能证明自己是对的，而无法证明对方是错的，也是中医的缺陷所在，但也是中医的魅力所在。

首诊中以葛根汤方虽然未效，但从辨证和方证对应来看，似乎并无太大问题。家兄以葛根汤去麻黄加附子，想必是虑其麻黄升高血压之故。若以葛根汤原方加大剂附子用量，可能首诊亦能得效。用麻黄"有故无殒，亦无殒也"，家兄忘了。

十四案　附子甘草汤证

姜某妻，26 岁，赣州市章贡区人。2010 年 8 月 30 日首诊。

主诉：产后乳房肿痛半个月。

患者为新产妇人，因产后乳房肿痛、乳汁不通上门求诊。询知患者半月前足月产一男婴。因难产并有出血现象，急行剖宫产手术。产后双乳房出现有多个小包块、乳汁不通、疼痛，并伴有发热恶寒。经西医使用抗生素治疗，发热已消退，出院转门诊治疗。现经治疗十余天，双乳房包块反逐渐增大，乳汁不通，似有脓样分泌物流出，肿痛而不甚红，局部无明显灼热。夜尿多，怕冷，无发热恶寒。观其病历，治疗方法中西结合，西医使用抗生素，中药多使用疏肝理气、清热解毒、活血化瘀类药。

察患者体胖面白，虽夏日穿外套也无汗出。行迟而懒言，局部未察。脉沉细，苔白舌淡。

患者本为阳虚体质，产中气随血走，阳随阴脱。当为阳虚寒凝，结而为疽。温通即可。

证属太阴，附子甘草汤主之。

疏方：制附片 30 克，炙甘草 15 克，生黄芪 30 克，茯苓 30 克，皂角刺 10 克，（炒）王不留行 10 克，带须葱白 4 根，生姜 5 片。

2 剂。

嘱：小火久煎 1 小时以上，温分三次服。餐后 1 小时服为宜。

当晚 9 点，患者丈夫姜某来电话，语声激动，云：患者下午 2 点多服第一次药，晚上 8 点服第二次药。现患者感觉疼痛明显减轻，乳房包块变软，乳腺流出多量黏稠分泌物。

9月1日复诊。2剂服完，患者精神大好，诉夜尿减少至2次，已无怕冷现象。乳房包块尚有一点点，已有乳汁正常分泌。

诊其脉沉缓，苔薄白，舌淡红。

原嘱患者不需再服，饮食调理即可。患者家属不放心，要求再服2剂。

嘱按原方继进1剂即可。

共进3剂，痊愈。

评： 我喜欢家兄的诊疗思维方式。简单，直截，只重主证，不及其余。不讲或少讲什么脏腑经络辨证，更不讲五行生克，事实也证明这种方式准确而且高效。

阳者为痈，阴者为疽。此患者定性为疽应该没问题。按《诸病源候论》"疽发乳候""热久不散，则肉败为脓也"。病机则有肝气郁结、胃热蕴蒸、气血凝滞、正虚邪陷等。按此类辨证，必用疏肝理气、清热解毒、活血化瘀、扶正祛邪之法。用逍遥散、仙方活命饮或八珍汤、补中益气汤之类方。前医也曾用此法，事实证明无效。

此患者体质肥胖，产中曾有失血，幸而急行剖宫产救治回生。在中医临床中，我们会见有产中大出血患者，哺乳期即出现怕冷、无乳汁分泌、嗜睡、脉沉细等阳虚症状。六经分证可列为太阴病，四逆辈主之。严重者，按西医现代医学称之席汉氏综合征，为产后大出血产生后遗症，症状为：可能长期衰弱乏力，最早为无乳汁分泌，然后继发闭经，即使月经恢复，也很稀少，继发不孕。性欲减退，各处毛发稀疏，乳房、生殖器萎缩，精神淡漠、嗜睡、反应迟钝，畏寒无汗、皮肤干燥粗糙，纳差食少、便秘，体温偏低、脉搏缓慢、血压降低、面色苍白，少数有消瘦恶病质。一派阳虚阴寒之象。

此患者虽未到此程度，但失血后的阳虚证还是很明显。如神疲面白，懒言，怕冷，脉沉细等。太阴病证具，四逆辈可也。

遍搜仲景方，只有甘草附子汤，并无"附子甘草汤"一方，此方从何而来？家兄颇不悦，曰：不要读死书。仲景虽无"附子甘草汤"，但有"桂枝加附子汤"，有"桂枝去芍药加附子汤"，有"四逆汤"，有"甘草附子汤"，内有"失汗""恶寒""脉沉"，其中无不使用"附子甘草汤"。汗血同源，病人失血之后，恶寒、脉沉，就一阳虚证而已，哪里计较得许多。乳房有包块，加上托毒破结药就是了，又何需辨何脏何腑气滞血瘀。"附子甘草汤"方名虽是我杜撰，但实是依仲景先师意所创，寄托于诸方之中；读书贵在明理，不可不知。

家兄辨证用药向来简捷如此。

细细考察七味药，似增一味太多，减一味太少；无一味不是君药，亦无一味可替代者。

十五案　小青龙汤证

黄某男，72 岁，丹东市人。2010 年 7 月 4 日首诊。

主诉：咳嗽气紧 1 个月。

患者自诉：有咳喘病史 30 多年，每年都有发作。2009 年由北方迁居广州。住在南方后，病情并没有得到明显缓解，受凉即发作咳喘，夏季也发。西医诊断为支气管哮喘、肺气肿、肺原性心脏病。本次发病于 1 个月前，因受凉感冒诱发，咳嗽痰多，气喘，不能平卧。曾在某医院住院治疗半个月，使用抗生素、激素等，病情稍有缓解。出院后一直咳嗽气喘，咯白色泡沫痰，早晚痰量多，平卧困难，动则气紧，大便不畅。现出院转请中医治疗。

察：患者张口抬肩呼吸，动则气喘。面黑唇紫，颈脉怒张。语音低微断续，时有咳唾，吐出白色泡痰。

诊脉弦紧。舌苔白滑，有剥落，舌质红，少津。

太阳病变证，外寒里水，按小青龙汤意。

疏方：生麻黄 10 克，细辛 6 克，桔梗 25 克，姜半夏 25 克，干姜 15 克，炙甘草 15 克，厚朴 15 克，紫苏子 15 克，生石膏 30 克。

2 剂。

水煎服，每日 1 剂，只取头煎，分两三次服。

7 月 6 日复诊：药后症状大为好转。咳喘明显减轻，痰量减少，已能平卧。

诊脉弦，紧。舌苔白，舌质暗红。

守原方去石膏、细辛，加五味子 10 克。再进 2 剂。

疏方：生麻黄 10 克，桔梗 25 克，姜半夏 25 克，干姜 15 克，炙甘草 15 克，厚朴 15 克，紫苏子 15 克，五味子 10 克。

2 剂。水煎服，每日 1 剂。

7 月 9 日三诊：病人诉病情已减轻三分之二，大便已畅，睡眠好很多。

察患者已无张口抬肩气喘症状，口唇稍暗。诉咳痰白色，黏稠。

诊脉弦。舌苔白，质淡红。

处方以封髓丹加减。

疏方：砂仁15克，盐黄柏24克，炙甘草15克，干姜10克，茯苓30克，厚朴15克。

3剂。

嘱：药后应更有好转，可按此方再服3剂即可，不必再诊。平日注意饮食起居，平稳度过今年夏季，至立冬日再诊，以丹丸剂调理。

评：无论中医或西医，支气管哮喘都是一种很棘手的疾病。现代医学认为，支气管哮喘是由多种细胞和细胞组参与的气道慢性炎症性疾病，这种慢性炎症与气道高反应性有关，通常出现广泛而多变的可逆性气流受限，导致反复发作的喘息、气促、胸闷和咳嗽等症状。除遗传因素外，尘螨是最常见、危害最大的室内变应原，是哮喘在世界范围内的重要发病原因；其他过敏源有花粉、真菌、药物等。目前尚无特效的治疗办法，西医在临床治疗中只能是抗过敏和抗感染。

该病人从北方迁至南方居住也不见得是一个正确的选择。虽然南方气温较高，病人可能不易受凉感冒，但微生物、花粉却较北方多，过敏源较多。

家兄说明此案是"按"小青龙汤意，已非小青龙汤原方主证。小青龙汤为"伤寒表不解，心下有水气，干呕，发热而咳，或渴，或利，或噎，或小便不利，少腹满，或喘者"的表寒里水证。在临床中只要紧紧抓住"表寒里水"四字关键即可。至于"表寒""里水"孰重孰轻，随证治之。

在此案初诊处方中，注意到已将原方中之五味子去掉，加上石膏桔梗类清热化痰药，应是虑五味子用之过早有恋邪之弊。未用桂枝，因病已有时日，表证不显，再麻黄合用过于温散。二诊中脉紧已较前缓和，故去细辛，加五味子。

一部《伤寒杂病论》，虽有269方，然而其中一《太阳病脉证并治篇》已占25%以上。实是仲景先师示以太阳病脉证并治为例，教后学者变法。阳明少阳太阴少阴均可依法而变，不必拘泥。

十六案　理中汤证

陈某女，35岁，海南省三亚市人。2010年10月2日就诊。

主诉：怕冷，逐渐加重10多年。

患者自诉家中姐妹排行老七（最小），从小就极怕冷，很少出汗，平时夏天也需热水洗脸。经常感冒，感冒多不发热，但觉发冷，一感冒就有冷至骨髓的感觉。三亚虽热，但在家中也从不开电扇和空调。结婚生子后，感觉身体更不如以前，怕冷症状逐渐加重，手足冰凉，体温经常在 35～36℃。1 个月前感冒，经治疗后痊愈，痊愈后怕冷情况加重，晚上定要盖棉被方能入睡。食欲较差，大小便正常。月经每月推迟 5～7 天，量少，无痛经。疲倦，做事力不从心，严重影响工作和生活。

察患者个子娇小，形体单薄。面白无华，消瘦，肌肤干燥不润。测血压 90/60mmHg。

脉沉细缓。舌小质淡，舌苔薄白。

此太阴证，理中汤主之。

疏方：制附子 30 克，干姜 15 克，炙甘草 15 克，炒白术 15 克，党参 15 克，桂枝 10 克，红枣 7 个。

3 剂。

嘱：清水 1000mL，小火慢煎 1 小时以上，得汤液约 500mL。温分三次，于餐后 1 小时服。

10 月 6 日复诊。患者诉服药后出现腹泻现象，但泻后感觉舒坦，精神明显好转，怕冷症状减轻。偶被电扇吹拂亦不像原来怕冷。

脉沉、细缓。舌质淡。

嘱患者守原方继进 10 剂，至服药后不再腹泻时复诊。

10 月 25 日患者三诊。

患者诉：此方前后共服 24 剂。初服时，服药 1 小时后即要大便，连续水泻两三次。无腹痛。泻后感觉舒畅，身体轻快，无疲乏感。服药 1 周后腹泻次数减少，服至 20 剂时已不再出现腹泻现象。怕冷的感觉明显减轻，睡觉时现在盖薄毯即可。

血压 100/70mmHg。

脉细缓，舌质淡，舌苔薄白。

嘱患者服用中成药附子理中丸 3 个月再诊。

2011 年 4 月 7 日再次复诊：患者面色已明显出现红润。自诉怕冷情况大有好转，再无冷至骨髓的感觉。半年体重增加 3kg，食欲增加，精力较以前旺，已能应付日常工作。月事仍推迟 5～6 天。

脉沉、缓，舌质淡红。

血压 100/70mmHg。

嘱其继续服用附子理中丸半年。少食萝卜、白菜、海带、紫菜类寒凉性食物。

评：此先天不足，脾肾阳虚证。

按胡希恕先生疾病脉证并治分法，属于六经辨证之里阴证，也即太阴证。方用理中汤也在法理之中。

仲景原文并没有把理中汤作为太阴病主方，理中丸见于《伤寒论·辨霍乱病脉证并治》篇。太阴病以吐、利、腹痛、腹满为特征，属太阴脾虚寒证。仲景先师提示治法是"当温之""宜服四逆辈"。理中丸由人参、白术、干姜、炙甘草组成，应当属"四逆辈"。在理中汤的变法中，本有"腹满，去术加附子一枚，寒者加干姜"，阳虚寒凝，谓之附子理中汤，亦可证其当属"四逆辈"。因此，后世也用此方作为太阴病主方。

理中汤加附子实际是理中汤与四逆汤的合方。是脾肾之阳俱虚，虚寒之象又较脾阳虚引起的腹泻等症更甚，临床亦可能有肢冷厥逆等症。

本案患者从小就怕冷，甚至冷至骨髓。家中排行最小，体形亦小，先天禀赋不足。治从脾肾入手，理中汤加附子亦是正解。服药后出现腹泻水样便一两次，而且泻后感觉畅快舒适，是否可作阳气温运、作祟之邪被逐出解？记得前有赵某华一案用四逆 1 剂，两小时后泻黑稀便而愈，虽是一急一缓，却有相同之妙。

服用附子近期效果有明显降血压作用，远期效果有双向调节作用。初诊 3 剂，该患者曾在上午 11 点多服药一次，引起晕厥。测血压 70/40mmHg。平卧后予口服葡萄糖，恢复正常。再诊中嘱餐后 1 小时服药，以后血压无明显变化。此情况为家兄口述得知，病案中未予记录，在此补记之。在老年妇女中，空腹时降压作用尤其明显，须当注意。

十七案 理中汤证

方某女，52 岁，赣州市章贡区人。2013 年 12 月 11 日首诊。

主诉：头痛耳鸣，伴恶心欲吐半年。

患者身体一向健康，无高血压、糖尿病等病史。半年前无明显诱因出现右侧头痛耳鸣，伴有恶心欲吐。睡眠不好，食欲差，心烦易怒。曾在当地某医院诊治，中西医结合治疗，未效，诊断不明。1 周前，至广州某医院检查，确诊为右听神经瘤（3mm×3mm），主诊医生建议手术治疗。患者拒绝手术，寻求中医诊治。

察：患者面容较憔悴，面色萎黄。神疲，少气懒言。自诉平日怕冷，小便清长，大便1日2次，稀溏。睡眠不安，纳谷不香。月事已停数年，原有痛经史。

脉沉缓，舌苔白，质淡，舌体胖大。

此太阴证，理中汤合吴茱萸汤主之。

因患者往诊不便，故疏以二方。

方一：制附片30克，干姜15克，党参15克，炒白术15克，炙甘草10克，红枣7个。

3剂。每日1剂，水煎服。

嘱：小火久煎至少1小时，得汤液500～600mL。温分三次，餐后1小时服。

方二：吴茱萸100克，细辛100克，白蒺藜100克。

1剂，研细末，每日早晚空腹各服一次，每次3克。

1个月后复诊，患者诉：方一只服用了3剂。因不喜服中药汤剂，又因感觉服用汤剂3剂后，全身症状有明显减轻，故未再服。粉末剂一直坚持在服，至今已用30余天。耳鸣头痛症状减轻七八，不再有恶心感觉。睡眠好转，精神好，食欲增加，大便次数乃1日2次，但已能成形。日前回广州原检查医院复查，图像显示神经瘤无缩小，反增长1mm。征求西医专家治疗意见，建议观察并中药继续治疗。

2014年2月春节期间患者前来复诊，诉头痛症状完全消失。遂停药。

2014年9月随访，头痛未再复发，也未再行西医检查。

评：西医听神经瘤也称之为神经鞘瘤，是一种颅内常见良性肿瘤。临床表现症状为听力减退、耳鸣、眩晕、头痛、恶心呕吐。预后一般良好。该患者除有前述症状外，表现为面容憔悴，疲倦怕冷，少气懒言，大便稀溏，一日两次。脉沉缓，苔白质淡。中医辨证太阴里虚寒证。病机为脾肾阳气不足，浊阴上泛，上扰清阳致头痛欲吐。首诊以理中汤加附子并能得效，也是意料之中。但后以吴茱萸细辛等药为散，连续服用两个月后头痛消失，值得思考。

吴茱萸具温中散寒、下气开郁、温中止痛、理气燥湿等功效。对厥阴头痛、脏寒吐泻、脘腹胀痛、经行腹痛、五更泄泻等均有很好的效果。从药解看，是不是很有点像理中汤方解？此一味药可抵理中汤一方之效。至于是治疗厥阴头痛还是太阴头痛，我认为没有必要穷究，知道是阳虚头痛即可。

现代研究发现吴茱萸有较强的镇痛作用，其镇痛成分为吴茱萸碱，作用强度与氨基比林相当。并有减慢心率、扩张血管、降低血压作用。日本汉医矢数道明先生在《汉方临床治验精粹》中记载，以吴茱萸汤（吴茱萸人参大枣生姜各等份）提取物粉末剂，每日5克剂量，治疗10～20年的慢性头痛病症，取得明显效果。

该患者服用一个月后头痛症状好转，但西医复查，听神经鞘瘤并未消失或减小，反较中药治疗前增大1mm，西医专家根据患者临床症状，建议暂缓手术；结果后来患者因头痛症状完全消失，以及全身症状好转，再未行手术治疗。中、西医对病因和症状二者的处理，后面有专文论及，在此不做讨论。

十八案　附子理中汤证

钟某女，50岁，赣州市章贡区人。2009年7月20日首诊。

主诉：口干口臭10余年。

患者为某医院护士长，患有原发性高血压病史已10余年。自诉口气重也已10多年，大约和患高血压病时间相当，口臭症状给自己的生活和工作带来极大困扰。曾做多方检查，并未发现身体有何其他异常，无糖尿病，亦无消化系统疾病，HP检查阴性。西药曾用维生素、抗生素或活性菌类，亦曾请中医诊治，偶有效；10年来服用汤丹丸散不计其数，皆无大效。最近一两年感觉口臭有逐步加重趋势，晨起口干口苦，口淡无味，头晕，心烦，食欲差，怕冷。2年前已停经。原月经量少，每月推迟3～5天，无痛经史。

检视患者病历，中医无非清热利湿，疏肝理气，如厚朴薏苡苍术黄连柴胡龙胆草类。

察患者形体较胖，神志清楚但神态疲惫。再详询大小便情况，告知大便每日1解，尚属正常。但平日不能吃梨或香蕉，否则大便必拉稀。小便正常。

脉沉缓略弦。舌苔黄白相兼，稍厚。舌质暗，舌体胖大。

太阴里寒证，四逆辈之理中汤主之。

疏方：制附子30克，干姜15克，炒白术15克，党参15克，炙甘草15克，砂仁15克，盐黄柏10克，茯苓30克。

3剂。

嘱：诸药小火同煎1小时。得首煎液500～600mL即可，不必二煎。温分三服。

7月24日二诊。患者诉服药3剂，口臭症状大有减轻，头晕口干口苦等症亦有好转。

脉仍沉缓。舌苔白，苔厚，舌体大。

效不更方，守原方继进 3 剂。如前法煎服。

7 月 27 日三诊。药后诸症进一步减轻。精神好转，睡眠质量提高，口气味大大减轻。患者要求继续服用前方。

脉沉缓。舌苔白，舌质淡，体大。

前方再进 3 剂。另疏方为丸，服用 2 个月。若无异常，不必再诊。

疏方：制附子 100 克，干姜 150 克，炒白术 150 克，党参 150 克，炙甘草 100 克，砂仁 150 克，盐黄柏 100 克，茯苓 200 克，吴茱萸 100 克，红枣肉 100 克。

1 剂。

共研细末，炼蜜为丸（9 克丸）。每日 3 次，每次 1 粒。

评：此案并非危急重难症。临床有很多这一类无法查明病因，亦无法解决的、只是影响生活质量的病症。

从中医辨证来说，此案病人只要认真查询病史病状，不难得出脾肾阳虚的结论。若被口苦口干、舌苔黄等症所误导，认证为湿热，则走入了歧路。可惜临床大多数医生都以清热利湿法治之。

湿热一词，是很值得商榷的。湿为阴邪，热为阳邪，如何能结合在一起？湿盛则阳必虚，热从何来？热盛则津液为之枯，湿从何来？中医理论有许多是取象比类，湿热概念也系取之日常烹饪蒸腾之象，并非合理；也许有异议说，仲景方亦寒热并用。仲景方寒热并用多是因寒热有上下、内外之分，不似湿热一词，为阴阳二邪杂糅不分。临床常见舌苔黄厚者，若非干燥津枯，多不是热证；口苦口干症亦多因脾肾阳虚不能化津上承所致。临床常有"一湿难除""真阴难补"的感叹，为何？不明病机，不得法耳。

此案处方系附子理中汤和封髓丹合方。读者明察。

十九案　承气汤证

孔某男，56 岁，南京市人。2008 年 12 月 4 日首诊。

主诉：发热并身体酸痛 1 周。

患者主诉平日身体健康，无其他疾病。1 周前受凉感冒，发热 38℃以上，咽痛，咳嗽。诊断为上呼吸道感染。在某医院治疗，使用抗生素静脉点滴后，咽痛咳嗽等症状减轻。但发热一直未退净，每至下午则感觉头疼身痛，测体温在 37.2～37.5℃。自行服用退烧消炎药如小柴胡冲剂、阿莫西林等无效。

察患者外观正常，舌苔白厚，脉象平缓。尺肤不热，腹部未诊。测体温

36.3℃。细询之，云下午 3 点后方发热，至晚上 7 点左右自行汗出热退，此症状已 3 天。再询大便，亦 3 天未解矣，然无腹胀腹痛等症。

此阳明证日晡发热耳，可予调胃承气汤。

疏方：大黄 10 克，芒硝 10 克（冲服），甘草 10 克。

1 剂。

嘱：大黄甘草煎 30 分钟，只取一次煎液，冲服芒硝。顿服。

一剂中的，药后 2 小时大便通，当日未再发热。

评：仲师云："病人烦热，汗出则解，又如疟状，日晡所发热者，属阳明也。脉实者，宜下之……下之与大承气汤。"

在现代医疗工作中，常中西医结合；西药的使用，在临床中也常造成中医方证中的非典型证候群。所以，在中药方剂的使用中，要考虑到西药对症状的影响，更多的时候要"舍脉从症""舍舌从症"。

该病人患病后曾用西药抗生素，许多抗生素的使用，造成肠道菌落失调，大便秘结。病人除自诉"日晡发热大便不通"外，并无阳明腑实的里热实证症状。"脉象平缓"，无恶寒，可知非表证。然苔白，脉平缓亦非里实热证之象。"日晡发热。大便不通"为阳明腑证症状，以此为据，舍舌脉从症，却是当用承气类。"苔白"相信是因用西药抗生素影响造成。按"日晡所发热者，属阳明也……宜下之……下之与大承气汤"，因无"脉实""烦热"等实热证，故只用承气中的轻剂调胃承气汤。

患者的"日晡发热，大便不通"等阳明腑证症状，从病情发展过程看，并非太阳表证循经传变而来，而是西药抗生素及退热药的使用造成。

此案中大黄并未后下。曾讨论临床多有大黄后下一说如何解释，兄云：仲景承气方并无大黄后下一说，纯为后世医家故作高深之举；临床也从无数据说明大黄后下效果更好，余用承气汤方大黄从不后下。

大黄后下一说，云大黄久煎无效，甚至有说久煎反致大便干结。故常有处方要求大黄煎五分钟者，然临床并无此类准确效果对比案例。考其大黄后下出处，当为《伤寒论》中大承气汤方煎法："上四味，以水一斛，先煮二物（厚朴枳实），取五升，去滓，内大黄。"

再看小承气汤、调胃承气汤，皆是"上三味，以水四（三升），煮取一升二合（一升）"。在大承气汤中，也是"内大黄"后，五升煮取二升。单纯从大黄入煎的时间来看，三升煎取一升，五升煮取二升，入煎时间是非常长的，至少也在半小时以上了。至于大承气汤大黄后下，实是因为厚朴枳实二味，

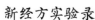

质硬味厚故需先煎，和大黄久煎失效一说无关。

大黄入药后下一说不可信。

二十案　桃核承气汤证

石某女，38 岁，兰州市人。2014 年 4 月 10 日首诊。

主诉：持续痛经 10 年。

患者正当壮年，平素身体健康。20 岁结婚，婚后 1 年足月顺产 1 子。28 岁时无明显诱因出现痛经，每次月经第一天疼痛，第二天疼痛自行消失。疼痛剧烈不能起床，甚至有恶心欲吐感，痛时拒按。行经时间准确，经量也适中，有时有少量血块。睡眠、食纳、大小便均正常。无怕冷、腰痛、胸乳胀满等症状。

脉缓有力，舌苔薄白，舌质淡红。颜面口唇部有三五粒痤疮，色红。

考虑患者痛剧不移，当为有形之实邪。以温经汤去阿胶加王不留行 5 剂。

疏方：吴茱萸 10 克，当归 10 克，牡丹皮 10 克，白芍 15 克，党参 15 克，麦冬 15 克，桂枝 15 克，红枣 7 个，炙甘草 10 克，茯苓 25 克，川芎 10 克，王不留行 10 克。

5 剂。

水煎服，每日 1 剂。

5 月 13 日复诊，诉：本月经行疼痛不减反增，痛时增加到 2 天方止。再细询病人疼痛部位，在脐下耻骨稍上，拒按。痛时如有小便感，而小便后感觉疼痛确可得缓解。忽悟，此非膀胱蓄血证乎？即疏桃核承气汤 2 剂试之。嘱下月行经后再诊。

疏方：桃仁 15 克，桂枝 15 克，酒大黄 10 克，炙甘草 10 克，芒硝 10 克（冲服）。

2 剂。

水煎服，每日 1 剂。

6 月 12 日三诊，患者诉这次行经疼痛大减，只痛了 2 个小时。细观其面，痤疮也有明显好转。效不更方，再予桃核承气汤 3 剂。

7 月中旬患者来诊，告知当月行经未再疼痛，询问其是否需再服药？建议守原方再进 2~3 剂。

患者 2015 年 8 月在兰州委托朋友转告，痛经一症未再复发。

噫，十载痛经，竟止于桃核承气汤，仲师之方神不可测。

评：此病案我认为得效有些侥幸。虽亦是以经方治愈，然初诊则惯性思维，大意了。

患者首诊中已诉，每月痛经有定时，只痛一天，痛点不移，拒按，偶有血块。面部有痤疮，脉象缓，有力。痛已十年，其他无任何症状。从所诉来看，应是瘀热而致。但患者十年痛苦应已经多方诊治，活血祛瘀温经止痛是常用之法，温经汤、四物汤等想也应该用过无数了。况且患者并无阳弱气血不足之证，温经汤中过于温阳补益气血，明显不适合此证。投药后效果也可想而知。首诊家兄未经深思熟虑，处方过于孟浪。

二诊中家兄以伤寒太阳蓄血证方治之。

伤寒蓄血有太阳蓄血与阳明蓄血之分。方有桃核承气汤和抵当汤。《伤寒论·辨太阳病脉证并治》："太阳病不解，热结膀胱，其人如狂，血自下，下者愈。其外不解者，尚未可攻，当先解其外。外解已，但少腹急结者，乃可攻之，宜桃核承气汤。""太阳病……其人发狂者，以热在下焦，少腹当硬满，小便自利者，下血乃愈，所以然者，以太阳随经，瘀热在里故也，抵当汤主之。"从该患者症状来看，并无太多膀胱蓄血证，如少腹急结，如狂，烦躁，善忘等症，而仅有"小便自利"一条。"小便自利"在蓄血证中并不是一个特定症状，只是和一个蓄水证五苓散相鉴别的症状。家兄根据患者"痛时如有小便，而小便后感觉疼痛得缓解"，就"忽悟"为蓄血证，处方以桃核承气汤，再发中鹄，虽然侥幸，也是厚积薄发所致；看似偶然，也是必然了。

由此我也想起另一个我读过的桃核承气汤案：大塚敬节先生《汉方诊疗三十年》中记：一38岁女子，病已六年。手足烦热，每天须上午9点后起床，起床太早则全身麻木。大塚敬节先生接诊后，根据左少腹部有条索状抵抗压痛，仅凭此一症，诊断为桃核承气汤证。后用桃核承气汤治愈。亦有异曲同工之妙。

每每看家兄诊疗，询问和检查非常细致。有些看似风马牛不相及的问题也要询问，但最后却常有从"看似无关"的方面入手，取得意想不到的效果。

家兄尝言：识证须万分小心，用药方可十分大胆。大胆当然是以小心识证为前提。

二十一案　四逆汤合温经汤证

黄某女，66岁，赣州市龙南县人。2012年12月首诊。

主诉：头晕乏力1年余。

患者自诉：头晕，伴全身乏力 1 年多。继则家属代诉：患者前几天刚从龙南县某医院出院，已确诊为再生障碍性贫血。在当地医院住院几个月，每个月必须输血一次，已经花费了好几万元。主管医师建议出院回家养病，告知家属其病人预后不良，只有 1～2 个月了。家中已准备后事云云。

察患者语声低微，精神疲惫，面色萎黄，不能久坐，问三答一。询问病史，患者但言头晕、困、累、想睡。诊脉沉细数，舌体大，有齿印。

此少阴证也，按四逆法。

因患者为外地来诊，来往不便，故处方不同以往。斟酌再三，处以缓急二方。

疏方一：制附片 50 克，干姜 25 克，炙甘草 25 克，桂枝 15 克，白芍 15 克，党参 15 克，红枣 10 个。

3 剂。

嘱：小火久煎 1 小时以上。只取头煎药汁约 500mL，温分三次，于餐后 1 小时服。

上方服后若感觉精神好转，则守原方再进 3 剂。

疏方二：

按温经汤意处方：吴茱萸 100 克，当归 100 克，桂枝 150 克，高丽参 100 克，白芍 150 克，阿胶 60 克，牡丹皮 50 克，制附子 100 克，干姜 100 克，炙甘草 100 克。

1 剂。

上味共研细末，炼蜜为丸（9 克丸）。每日 3 次，每次 1 粒，家酿米酒送服。

方二为 1 个月剂量丸剂，要求患者家属 3 天内必须制好，让患者紧跟汤剂服上。

初诊后患者未再复诊。2 个月后，其家人就诊时告知：患者回家后，方一共服了 6 剂，方二药丸服了 1 个多月。服药后就未再输过血。现在已经不头晕，精神好了很多，食欲也大增。现在每天早上 5 点就起床去菜地忙，割了菜挑去集市上卖。完全恢复了以前的生活。问是否还须服药？建议方二再服 1 剂。

半年后随访，患者已康复。

评：仲师云："少阴之为病，脉微细，但欲寐也。"脉微细，但欲寐是其关键主症。此患者二症悉具，医者谅是多不至于误诊。大法已定，然方药也非常重要！家兄首以四逆汤剂以救燃眉之急，次以温经汤为丸剂，七分扶阳，三分益阴。二方同疏，显见成竹在胸，胜负已料。其《伤寒论》之纯熟，经验之老道，令我汗颜。细考家兄用温经汤者有何出处？《伤寒论·辨少阴病脉证并治》"少阴病……手足逆冷……吴茱萸汤主之"。用仲景方，不拘于仲景方，而更要善于用仲景法，吴茱萸汤者已入温经汤中。故用温经汤用治少阴病者，亦未出仲景法耳。

尝读胡老希恕先生著作，对胡老的伤寒临证功力极为推崇，心向往之。其"方证是辨证的尖端"一语振聋发聩。但胡老关于六经与八纲的关系，六经表里分证的一些看法，我与家兄皆认为不敢苟同。此案因涉及八纲辨证和六经辨证问题，故在此做点讨论。

胡希恕先生在构思六经辨证时，可能也考虑到太阴少阴证分为里阴表阴，以及厥阴列为半表半里证有些不太好解释，于是特别注明：这里所说的病位，是指病邪反应的病位，不要误以为是病变所在的部位。意即如少阴病变在里，却又有麻黄附子细辛汤证，实是病在里而邪在表；半表半里的厥阴病亦非如你所想是病在表里之间。

"病邪反应的病位"？意即和病邪所在部位不一样？或是病邪反应虽在此而"病"实不在此？病邪所在岂有病变不在之理。或真有此类病证，请试举例证之。反复证明六经辨证系由八纲辨证发展而来并体现了八纲精神，八纲辨证可没有"病邪反应的病位"一说。再者，辨证的目的是为施治，六经辨证若只辨得"病邪反应的病位"，不能辨得真正"病"位，如何指导施治？这个解释实在是太过牵强了。

此病案正是因为辨证为少阴证"虚寒"，才可能在吴茱萸汤的基础上加入补益之剂，否则就可能只见"寒"证不见"虚"证，"四逆辈"一方到底。我们知道，任何事物的发展过程都是从简单到复杂、从不完善到逐步完善。所以说，八纲辨证是在六经辨证上发展而来是可以理解的，反之六经辨证是由八纲而来就于理不通了。

曾就此问题和家兄讨论，家兄坦言从不认为六经辨证是一个辨证体系，说它是个认证体系倒更符合实际。实际上，胡希恕老先生的方证对应理论本身，也就是对这个六经辨证体系的否定。柯韵伯先生《伤寒论翼》"六经提纲，各立门户，为截断众流也"，为我们所说的六经辨证作了很好的注解。《伤寒论》六大证候群说或也可溯源于此说呢。

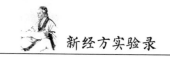

二十二案　麻黄附子细辛汤合温经汤证

张某女，37岁，赣州市章贡区人。2012年12月25日首诊。

主诉：全身皮肤起红色风团、瘙痒1年整。

患者自诉：1年前无明显诱因出现全身风疹。风疹每日清晨必发，一般是早晨起床就发作，一直到下午或晚上；经服抗过敏药后可稍稍缓解，晚上最为轻微。头面、躯干、肢体无分轻重。查过敏源有食物鱼虾蛋类、花粉、尘螨等多项阳性。一年来中西药用过无数，如抗组胺类药、糖皮质激素类、干扰素、中药膏丹丸散煎剂，全然无法根治。虽无性命之虞，然严重影响生活质量，患者十分悲观。目前已收拾行囊欲往北京求治。

察：患者于当日下午约3点就诊。瘦高个，外观神疲憔悴，面色萎黄，皮色不荣，干燥粗糙。全身躯干四肢皮肤均可见散在淡红色、高于皮肤之风团，多处皮肤遗有旧抓痕。详询患者症状，诉睡眠差，梦多，食欲差，口干，饮而不多，大便无定时；心情烦躁，激动易怒。每日早晨皮疹初发时，皮肤有怕冷感，无汗。

脉弦细，舌苔白，舌质红。

此太阳少阳合病也。柴胡桂枝汤主之。

疏方：柴胡15克，法半夏25克，党参15克，桂枝15克，白芍15克，黄芩10克，红枣6个，生姜3片，炙甘草10克。

3剂。

嘱：清水800mL，煎取400mL，分两次服。

12月28日二诊：3剂药后，病人自诉症状明显减轻。早晨起风团减少而消失加快，每日至午后风团可完全消失，但口干加重。患者已有信心，原方加减再进3剂。

疏方：柴胡15克，法半夏25克，党参15克，桂枝10克，白芍15克，瓜蒌根15克。黄芩10克，红枣6个，生姜3片，炙甘草10克。

3剂。

煎服法同前。

2013年1月3日三诊：6剂服完，患者病情逐步稳定，睡眠食欲诸症皆有好转，心情也大有好转，就诊时已有笑声，皮疹至少减轻90%。患者因家事繁忙，加之感觉病情已近痊愈，或可饮食调理康复，要求停药。遂同意患者请求。未予处方。

孰料，嗣后几天天气较冷，又下小雨，患者劳累奔波，淋雨感寒，风团又起，急来求治。

1月7日四诊。除外观多处皮肤起风团外，询知患者极其怕冷，有"翕翕恶风"感。伴有头痛身疼，无汗。

脉沉细弦，舌苔白。

此少阴证，麻黄附子细辛汤方主之。

疏方：生麻黄10克，细辛6克，制附片15克，生姜5片，带须葱白3根，红枣7个。

1剂。

嘱：清水800mL，上药纳入浸泡半小时。武火煎煮半小时，煎取得汤液约400mL，温分两次服。服药后避风，覆被得微汗最佳。不必二煎。

1月11日五诊。

患者详述服用四诊中药1剂后之病情：遵嘱煎取头煎约2小碗，7日上午约9时半服下第一次药，约200mL。服药后半小时，全身风团暴发，头面皆肿，几乎不识人。院中同事（患者为某医院财务人员）劝其速用西药控制，忧其出现生命危险。患者笃信医家不疑，坚持不用西药。至中午约12点，风团渐渐隐退，下午两三点，全身风团完全退净。晚7点继进二服，未再发风团，是夜安卧。至今日已3天颗粒未发矣。

再询现有何所苦？患者诉，因一年来无日不苦，现倍觉轻松。口中只说都好了，没有什么不舒服了。再三细细询之，得知其月经近年一直不太正常，或前或后时有痛经，经量亦少，偶有血块。患者因近年一直服药，颇不愿意再服药治疗。余晓之以理："有诸外者，必有其内也。"强予温经汤方，嘱其务必遵嘱服用。

疏方：吴茱萸100克，白芍药150克，桂枝150克，党参150克，阿胶60克，当归100克，牡丹皮100克，生姜100克，红枣100克。

1剂。

共研细末，和蜜为9克丸。每日2次，每次1粒，空腹服。

两个月后病人专程来谢。云：现在一切都正常了，月事也正常，风疹未再发，现在什么都吃，鱼虾蛋海鲜等，全不忌口。观患者面色红润，神采奕奕，前后已判若两人。

评： 这个病案展现了家兄十分深厚的经方功底，令人击节赞叹。

西医称之为荨麻疹的疾病，在临床非常常见。该病病因复杂，约60%的患者找不到原因，特别是慢性荨麻疹。常见原因主要有：某种食物，如鱼虾类；吸入物如花粉类；感染因素，某种药物等。有些物理因素如机械刺激、冷热、日光等，昆虫叮咬等也可引起。内因有精神因素、内分泌失调、遗传因素等。病程可迁延数日至数年。

荨麻疹虽然诊断容易，但因发病机制不是太明确，治疗效果往往不是太好。

此患者患病已一年，属慢性荨麻疹。病因应是内分泌失调加上某种过敏源导致。

《伤寒论·辨太阳病脉证并治》"伤寒六七日，发热微恶寒，支节烦疼，微呕，心下支结，外证未去者，柴胡桂枝汤主之"。

初看病人病症病机似乎并不符合太阳少阳合病证，不适合用柴胡桂枝汤。但我们将柴胡桂枝汤拆分开："桂枝本为解肌"，病机为"阳浮而阴弱"之营卫不调证。风疹日现即是邪正相争，邪尚在表之象。少阳病脉证并治条的"少阳中风……胸中满而烦者""伤寒，脉弦细……属少阳"。病人有心烦、口干、脉弦细，可知已有病入少阳之象。回头再细察柴胡桂枝汤条文"伤寒六七日，发热微恶寒，支节烦疼，微呕，心下支结，外证未去者，柴胡桂枝汤主之"，会发现"……微恶寒……烦……外证未去者，柴胡桂枝汤主之"是完全切合该患者病症。

认证辨证皆准确，首诊自然得效。

三诊中病人虽有风疹症状，家兄并未旁骛，只认准"怕冷，翕翕恶风，头痛身疼，脉细紧，无汗"为阳虚表证。以麻黄附子细辛汤加强发表剂。考虑患者复有新感，表证为主，加生姜葱白冀得微汗。1剂又得显效。

经云："有诸形于内，必形于外。"四诊中，患者虽外症痊愈，然家兄并未放松探寻内因，果然素有月事不调，处之以温经汤方，改汤为丸，病急则药急，病缓则药缓，调理痊愈。

该患者前后五诊三方。从太阳少阳合病之柴胡桂枝汤入手，至少阴证之麻黄附子细辛汤，再以妇人杂病之温经汤收官。证涉太阳少阳太阴少阴，看似跳跃而杂乱无章，实是每证每方均有章可循有法可依。细细察之，均不出仲景大法，在"有是证用是药"和辨证中周旋。一年痼疾，数剂间消弭无形。快哉！

附：《对风湿免疫病的另类思考》——载于《中医学苑》公众号2018年12月31日

在谈这个问题前我想再简单讲两个病案——

病案一

陈某女，45 岁。2010 年冬就诊。

患者左膝关节肿大疼痛已三个月，行走困难。因患者家贫，无力治疗，拖延至今。

一般检查见左膝关节肿胀，无红热。其他检查未做，初步诊断为渗出性关节炎。即给予自行配制的中药外用药 1 剂（主要成分为中药白芥子），嘱其回家调敷患处，敷后局部可能出现灼烧、水泡，均为正常现象。

1 周后病人复诊，诉果然敷后出现灼烧水泡，刺破水泡后，患处肿胀疼痛均消失，行走恢复正常。

病案二

钟某女，47 岁。2018 年 7 月 11 日首诊。

患者从 4 岁起即有哮喘病，一直迁延不愈，已确诊为过敏性支气管哮喘。30 岁时偶遇一民间医生，给患者中药粉末外敷足底，敷后数日足底起水泡，刺破水泡后哮喘病霍然而愈，其后有整整十年未再发作。40 岁时因工作关系需到木工厂坐班，工作环境有大量粉尘和甲醛气味，再次诱发哮喘。现在基本每天都需服氨茶碱，严重时必须用沙丁胺醇气雾剂缓解症状。余予以中、西药治疗三个月，无明显效果。至 11 月中旬患者再次寻访当年的民间医生，用中药外敷剂。用药 1 周后症状明显减轻，未再用过沙丁胺醇气雾剂。至今已月余，治疗效果虽未能如十多年前症状完全消失，但也较前些日子大为好转。

上面三个病案虽然分属于矫外、皮肤科和呼吸内科，但也同属于风湿免疫病。三个病案病程都较长，都是在一次药物作用强烈刺激后，局部或全身产生应激反应，病情迅速得到缓解或治愈。从病理生理上分析，很可能是因为过于强烈的刺激，已经超出人体免疫系统所能做出反应的能力，导致免疫系统的短暂崩溃，系统格式化，抹去了原有免疫记忆，从而达到脱敏的目的。我将此现象称为"免疫休克"（这是一个杜撰的名词，没有查到相关问题和方法的数据）。"免疫休克"或"免疫崩溃"并非免疫系统功能的消失，而是免疫系统重装，功能重启。现代医学中有的脱敏疗法是针对阳性过敏原采用微量、长时间刺激，使免疫系统产生习惯耐受，最终达到不再反应的目的；二者作用机理完全不一样，甚至可说是相反。

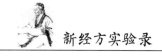
如果"免疫休克"机理成立，则很可能使用范围较现行脱敏疗法更广，甚至可用于 AIDS、肾小球肾炎、红斑狼疮、类风湿等免疫性疾病的治疗和免疫系统重建。

很期待现代医学本专业的医生能对此现象做些探索。

二十三案　小柴胡汤证

杨某女，51 岁，赣州市章贡区人。2012 年 12 月 27 日首诊。

主诉：持续咳嗽近 1 年。

患者于今年 1 月因重感冒引起发热，咳嗽，胸痛，痰多。在本市某医院住院治疗，诊断为呼吸道感染，气管炎。住院 1 周，使用多种抗菌消炎药后，发热消失，咳嗽减轻出院。出院时各种化验都已经正常，但咳嗽一直未治愈，转门诊治疗。因咳嗽不是太过剧烈，所以也未重视。1 年来断断续续用过很多药，曾在某中医院连续服用中药煎剂 1 个月，未效，主诊中医主动请其另觅高明。

察患者体型消瘦，精神尚可。详询患者，咳嗽以早晚为甚，基本无痰，偶有少量白痰。睡眠差，胸痛，咽干，咽痒，痒则咳嗽，有时咳嗽呈暴发状。无发热恶寒。

脉弦紧略数，舌苔薄黄。

此病在少阳也，小柴胡汤证。

疏方：柴胡 15 克，姜半夏 25 克，黄芩 6 克，党参 15 克，生姜 3 片，红枣 6 个，桔梗 25 克，紫苏叶 10 克。

3 剂。

水煎服，每日 1 剂。

考虑该患者咳嗽表现有现代医学所言的过敏症状，故给予少量西药治疗：富马酸酮替芬每次 1mg，双嘧达莫每次 25mg，维生素 K_4 每次 4mg。各每日 3 次。忌食鱼虾蛋、海鲜等。

2013 年 1 月 2 日二诊。中西药联合使用，3 天药后，患者咳嗽症状大减。予西药连续再用药 2 天，中药守原方再进 3 剂。

1 月 5 日三诊。咳嗽症状进一步减轻，现只有早晨起床后咳嗽，有少量白痰。

脉弦缓，舌苔白。

西药停用，中药疏风散寒清其余邪。

疏方：防风 10 克，荆芥 10 克，杏仁 10 克，黄芩 5 克，紫苏叶 10 克，党参 15 克，桔梗 15 克，柴胡 15 克，炙甘草 15 克，红枣 5 个，生姜 3 片。

3 剂。

每日 1 剂，饮食宜忌如前。

1 月 8 日四诊。病情进一步好转，每天只偶尔咳嗽几声，其他已无不适。

守原方再进 2 剂。继续忌口 1 周，以防复发。

前后共进中药 11 剂，配合少量抗过敏西药 5 天。患者咳嗽症状完全消失，痊愈。

评：喻嘉言谓"六气主病，风、寒、热、暑、湿、燥皆能乘肺，皆能致咳"，此外因也。内因则有除肺家寒致咳为主因外，"五脏六腑皆令人咳，非独肺也"之说，并就五脏六腑十一种咳嗽症状传变也有论述。若按喻氏内因外因之分法，其实至少应有六气（六淫）乘十一脏腑共六十六种咳嗽才是，十一种是不够的。隋巢元方《诸病源候论》和唐孙思邈《千金要方》亦俱列有十种咳嗽，可见咳嗽一症分类之多。

实际上，我认为大多是故弄玄虚，玩文字游戏。在临床或以八纲辨证分清寒热虚实，或以六经辨证"有是证用是药"，方证对应，各家所言咳嗽无不在其窠臼内。如前案例以炙甘草汤治疗伍某女咳嗽一案，也许在用炙甘草汤治愈后，理论家可以牵强附会将此证辨证为"心咳""肺咳""久嗽""劳嗽"，但是没有什么意义。过于繁杂牵强的理论，对临床诊断治疗的准确性，可以说不仅没有帮助，还会带来混乱，实在是有害而无益。大塚敬节先生说，日本"古方派的基本立场是，只要研究了汉末医著《伤寒论》和《金匮要略》，唐宋以降的杂书就没必要看了"。此种说法虽然过激，但至少说明了一个问题，就是后世太多的医家创造理论想当然耳，不切实际。

本病案没有过多的辨证论治，仅据患者胸痛口干脉弦，直证少阳小柴胡汤证，颇有胡希恕先生风格。胡希恕先生"临床治病，常说这个病人是大柴胡汤合桂枝茯苓丸证""这个患者是柴胡桂枝干姜汤合当归芍药散证"。

刘渡舟先生曾说，胡希恕先生"每当在病房会诊，群贤齐集，高手如云。惟先生能独排众议，不但辨证准确无误，而且立方遣药虽寥寥无几，看似无奇，但效果非凡，常出人意外。此得力于仲景之学也"。

该患者从西医的观点看，似乎符合过敏性支气管炎诊断。家兄用少量抗过敏西药，亦颇合症情。不囿于中外门户之见，用最简单有效的方法治愈病人，是医者最高宗旨。应该说该患者能快速痊愈，中西药都非常重要。近一年的咳嗽，能在短短半个月内，只用了寥寥几味中西药就完全治愈，得益于医者对中西医的融会贯通。"医者意也，意生于学，方无古今，要期乎治"。三诊处方信手拈来，并非经方，轻描淡写，看似无方，实是经验之方。

另外想提醒诸君的是，过敏性支气管炎自 1972 年 Gluser 首次报道后，随着自然环境的恶化，有逐年增多的趋势，从临床看，过敏性支气管炎并不少见。家兄以富马酸酮替芬、双嘧达莫、维生素 K$_4$ 三种西药联合使用治疗过敏性咳嗽，亦是经验之法，疗效好而经济实惠，诸君临床亦可以一试。

二十四案　小柴胡汤证

曾某女，46 岁，赣州市章贡区人。2007 年 8 月 18 日首诊。

主诉：持续咳嗽半个月。

患者于半个多月前，因受凉感冒，引起恶寒发热，愈后出现持续咳嗽。咳嗽剧烈，无痰，咽干咽痒，咳致胸痛腹痛，有时咳嗽致小便失禁。烟雾或空调冷气可诱发突然出现的剧咳。患者因家庭生活原因，一向也心绪不畅，性格急躁，睡眠不安。食欲差，大便干结。经门诊中西医治疗半个月，未效。

脉弦细，舌苔白，干。

少阳病，小柴胡汤证。

疏方：柴胡 15 克，黄芩 5 克，姜半夏 25 克，杏仁 15 克，紫苏叶 10 克，党参 15 克，炙甘草 10 克，生姜 5 片，红枣 6 个。

2 剂。

8 月 21 日复诊。患者诉咳嗽症状大减，睡眠明显好转。咽干咽痒等其他情况均有明显好转。

嘱原方再进 2 剂。

隔日，患者电话汇报咳嗽已痊愈，询问是否需要继续调理。

嘱其饮食调理即可。

评：此案家兄亦未辨证，亦未分某经某法，只简单直接定为小柴胡汤证。我也不好如相声《扒马褂》中的帮补漏洞。但记得唐容川《血证论》中对小柴胡汤评价甚高："能通水津，散郁火，升清降浊，左宜右有，加减合法，则曲尽其妙。"陈修园说："用以治劳伤咳嗽多效。"现代经方临床家江尔逊先生也曾著有《关于小柴胡汤扩大运用范围的问答》一文，其中重点谈到小柴胡汤治疗咳嗽一症。甚至有"此方可作为治疗久咳不愈的通剂"之说，并引经据典，详为辨证。将久治不愈的外感咳嗽辨证为外寒内热，三焦郁火，弥漫肺胃之"三焦咳",实是经验之谈,再佐以理论证明自非空穴来风。在唐步祺先生的咳嗽专著《咳嗽之辩证论治》中,引《素问·咳论》"肝咳之状,咳则两胁下痛,甚则不可以转,转则两胠下满",立方则也是以小柴胡汤为首。

我曾就此案辨证问题请教家兄,或"肝咳"或"三焦咳"或"少阳证",依你当时作何辨识证想法?云:一者,柴胡止咳"主痰热结实,胸中邪逆",向有明训。半夏为止咳圣药亦是前人定论。二者,病人胸胁痛,口干咽痒,烦躁,是为小柴胡汤证。三者,病人体质消瘦,此焦虑之形,小柴胡汤可也。有是证用是药,有是证用是方,亦自然事。若按"肝咳"或"三焦咳"辨证也不为错,只是事后何必添足。

此案可与前案参看。小柴胡汤用于久咳者,必有小柴胡汤证之一证。或胸胁苦满,或咽干,或烦,或脉弦者,"但见一证便是"方是的证。

另外,感冒愈后的顽固咳嗽,多和患者在治疗期间过用寒凉药物或饮食未忌口有关,亦不可不知。

二十五案 小柴胡汤证

邝某女,50岁,赣州市章贡区人。2013年10月15日首诊。

主诉:胁背疼痛并口干、大便难2天。

患者自诉从前天早晨开始,无明显诱因突然出现左侧胁下及左背部疼痛。并有怕冷、头痛、口干、大便干燥等症。自以为受凉感冒,服用板兰根冲剂等药,未效。昨晚因疼痛几乎一夜没睡,呼吸或转身都痛。今晨起床发现左侧胁背疼痛部位起红色颗粒水泡。急来就诊。

察患者神志清楚,痛苦面容。检查背部左侧,见手掌大小面积红肿,散在颗粒状红色水疱。详询其他情况:大便干燥,小便色黄。口苦咽干,食欲差,无恶风恶寒。平素身体健康,无高血压、糖尿病等。

脉弦数,舌苔薄黄,舌质偏红,少津。

此西医所谓带状疱疹,中医所谓缠腰蛇者。

病在少阳,小柴胡汤证。

疏方:柴胡30克,白芍25克,黄芩10克,党参15克,生甘草15克,法半夏30克,瓜蒌皮50克,当归10克,生姜3片,红枣7个。

3剂。

嘱:上方煎取800mL,频频饮服,不必二煎。忌食辛辣鱼虾等发物。

外用炉甘石洗剂涂抹。

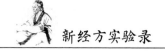

10月18日二诊。服药后疼痛明显减轻，已能安睡。大便通畅，小便清，食欲增加。检查胁背部，皮损未扩大，原鲜红色已转暗，有明显收敛迹象。

脉细缓，舌苔薄白，舌质淡红。

疏方：柴胡25克，法半夏20克，白芍15克，黄芩6克，党参15克，生甘草10克，瓜蒌皮50克，当归10克，防风10克，红枣7个。

3剂。

嘱饮食宜忌同前。3剂服完如病情进一步转好，守二诊方再进2剂即可，无需再诊。

嗣后未再复诊，想已痊愈。

评：此案是西医诊断为带状疱疹。"胸胁部疼痛"符合"胸胁苦满"或"胸胁硬满"症状之引申意思，故家兄归以少阳病，以小柴胡汤加减治疗得效。

在学习经方的使用中，有一个很重要的问题可能让人困惑，那就是方证对应中"但见一证便是"或"几证便是"中的症状是否完全契合《伤寒论》条文？如此案中，患者以其"胸胁部疼痛"为主症。少阳病小柴胡汤证是以"胸胁苦满"或"胸胁硬满"为主症，二者并不完全相同。在临床中，完全相同症状和不全相同的相似症，二者间对经方的使用应该如何把握？如何发挥仲景先师方中之未发？非常值得我们研究。

在大塚敬节先生《汉方诊疗三十年》中，先生甚至在患者并无主诉"胸胁苦满"的情况下，仅凭触诊，感觉患者有胸腹部的"胸胁苦满"症状，而使用小柴胡汤。其使用范围之广，涉及西医范围的十多种疾病。包括高血压病、支气管哮喘病、顽固性湿疹、类风湿性关节炎、糖尿病，甚至有原发性脱疽病等。有些患者的"胸胁苦满"是在大塚敬节先生行胸腹部触诊时，经诱导后供诉。这种"胸胁苦满"的患者并未苦于"胸胁苦满"，其"胸胁苦满"不但不能作为主证，甚至连次要症状都算不上。但大土冢敬节先生依然以小柴胡汤予以治疗，竟然对主要症状取得良好效果，为我们在临床运用经方开拓了更广的思路。

二十六案 小柴胡汤证

钱某女，38岁，赣州市章贡区人。2009年10月11日首诊。

主诉：停经3个月。

患者诉：半年前，因家生变故，心情悲伤，致月经紊乱，近3个月已是完全停止。患者原身体健康，无其他疾病。月经原也正常，只是行经时偶有胸前不适，胀痛。近3个月停经后，感觉心情烦躁，睡眠不好，胸胁有胀痛，偶有头晕头痛。食欲差，大小便正常。日前至某医院妇科诊治，检查未发现异常，西医生予以注射黄体酮。患者虑有副作用而拒绝，转请中医治疗。

察患者体形中等，神识清楚，容色尚正常。

脉缓略弦，舌苔白，干。

少阳证在，小柴胡汤主之。

疏方：柴胡25克，白芍15克，党参15克，姜半夏25克，炙甘草15克，当归10克，红枣7个，生姜5片。

3剂。

10月15日二诊。患者诉服药2剂即行经，睡眠明显好转，心情亦随之好转，其他无异常。

嘱，若无不适，不必服药。下月行经后若有异常再诊。

尝叹仲景先师之方，效何其速也。

评：《素问·阴阳离合论》"太阳为开，阳明为合，少阳为枢……太阴为开，厥阴为合，少阴为枢"，少阳作为三阳之枢至为重要。

《伤寒论》中，少阳篇的条文是最少的，而且只给出了唯一的一个方柴胡汤。但细察其条文所列病症状，加上前太阳病篇中柴胡汤证病症，却有至少十五种之多。有口苦、咽干、目眩、两耳无所闻、目赤、胸胁苦满、心烦、头痛、发热或寒热往来、喜呕或干呕、或渴、或心下悸、或腹中痛、嘿嘿不欲饮食、或咳。《伤寒论·辨太阳病脉证并治》中"伤寒中风，有柴胡证，但见一证便是，不必悉具"，此条文使少阳篇中的小柴胡汤运用更为广泛。

方证对应一般是主要症状对应，如桂枝汤对应者汗出恶风，麻黄汤对应者无汗身痛恶风。但小柴胡汤证则是"但见一证便是"，诸多症状，常使初学者无所适从，非常困惑。家兄根据患者"胸胁苦满""心烦"认定少阳证在，予以小柴胡汤，3剂未尽，病已痊可。知其仲景先师"有柴胡证，但见一证便是，不必悉具"所言非虚。然所见"一证"或"几证"，必非或表证或里证。如少阳腹中痛，必非里实证寒结或热结大便不通；少阳呕者，必不具恶寒脉浮表证。但亦不可让"半表半里"几字误导，"半表半里"几字并非病在表和里之间的意思。"半表半里"一词作为病位定义，系后世医家曲解仲景先师少阳证意思所创，实际应以"非表非里证"更为恰当。为何？因以小柴胡汤在临床运用中，可用于里证，亦可用于表证，更多是用于"非表非里证"

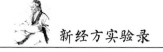

的杂证。如前案的外感痊愈后所遗留咳嗽症，本案因情志引起的月经不调症，若是以"半表半里"一词解释，是无法解释得通的。如此一来，你对仲景先师"有柴胡证，但见一证便是，不必悉具"就会有更深刻的理解，对中医现行辨证理论和对症治疗有重新认识。

二十七案　半夏秫米汤

陈某女，36岁，赣州市章贡区人。2007年11月7日首诊。

主诉：心烦失眠1个月。

患者于1个多月前，因家事烦恼，心情激动，引起失眠。近1个月来，每晚只睡1~2小时，有时彻夜难眠。心烦易怒，食欲不好，口干，口苦。小便黄，大便不畅，干燥。并有胸胁满胀，咽中如梗。西药以安定片等治疗，服后可入睡数小时，过后症状复如前述。前有中医亦曾用小柴胡汤、酸枣仁汤等，无明显效果。

察患者身形中等偏瘦，疲乏憔悴面容。

脉弦数。舌苔薄黄，少津，舌质淡红，舌体瘦。

此小柴胡汤证，然急则缓其标，以半夏秫米汤为治。

疏方：法半夏60克，秫米60克。

1剂。

嘱文火煎1小时，得600mL，温分二服。

11月8日二诊：昨晚安睡6个小时，今日精神感觉好很多，询问是否可以继续服用原方。

脉弦，舌苔薄黄。

守原方再进1剂。

11月9日三诊。虽能入睡，但梦多，睡不踏实。口苦口干，纳呆，胸前搐痛，咽中梗阻感仍在，但稍有减轻。大便干燥，每日一解，小便黄。

脉弦，舌苔薄黄。

少阳证在，转小柴胡汤方。

疏方：柴胡25克，法半夏30克，黄芩10克，党参15克，白芍15克，炙甘草15克，当归10克，生姜3片，红枣6个。

2剂。

每日1剂，水煎服。

11月11日四诊：大便通畅，口干口苦胸痛等症状明显减轻；睡眠质量较前又有提高，可睡 6 小时。咽中仍有梗阻感。

脉弦缓，舌苔薄黄，干。

疏方：柴胡 15 克，法半夏 30 克，黄芩 10 克，党参 15 克，白芍 15 克，炙甘草 15 克，苏叶 10 克，厚朴 10 克，生姜 3 片，红枣 6 个。

2 剂。

每日 1 剂，水煎服。

11 月 13 日五诊：睡眠时间基本已能保证 6～7 小时，睡眠质量尚可。其他诸症已基本消失。

脉细缓，舌苔薄白。

嘱以四诊方再进 2～3 剂即可，注意饮食调理，不必再诊。

评：此案实际乃是小柴胡汤证，前后共五诊，小柴胡汤共三诊，半夏秫米汤在前二诊中仅用 2 剂。前医亦曾用小柴胡汤而未效者，想是方中药物剂量掌握不当。家兄首以重剂半夏安神得效，亦是因前医之未效而更张。

半夏秫米汤并非经方，为《内经》十三方之一，又被称之为失眠第一方，历代医家使用此方多有记载。其立方依据和方药解释，多有从痰说或从阴阳营卫说者。从痰说者无非是半夏具有化痰作用，认为湿痰内盛、胃不和则卧不安之失眠症，有祛痰和胃、化浊宁神之功，此说不通之至。痰为阴邪，湿痰内盛，蒙蔽清窍，病人应当昏蒙，岂是失眠可以解释？古人之胃不和则卧不安，必有肠胃不适，又岂是半夏能治？以《内经》阴阳气盛、气尽瞑瘼解释者，也太过牵强。

半夏秫米汤就一肝气不舒，气郁所致失眠而已。半夏一味，具解郁安神作用，此作用在小柴胡汤中所用半夏半升尽可体现，再无必要以中医理论强解。

中药药物功效的解释应该简单化，不可以一些难以自圆其说的理论加以复杂化玄虚化。

近有学者提出"药人""方人"学说。将人群分为某药类人，兹录其对半夏体质的描述如下："营养状况较好，肤色滋润或油腻，或黄暗，或有浮肿貌，但缺乏正常的光泽；形体并不羸瘦，肥胖者居多。主诉较多而怪异，多疑多虑，易于精神紧张，情感丰富而变化起伏大，易于出现恶心感、咽喉异物感、黏痰等。"

肥胖者会"主诉较多而怪异，多疑多虑"？胖人还"易于精神紧张，情感丰富而变化起伏大"？观其描述，前面长得倒像个胖子，后面精神情绪倒像个瘦子。这是同一个人吗？不可理解。"营养状况较好，肤色滋润"却又"缺乏正常的光泽"？真是莫名其妙。

还有人参体质、当归体质、芍药体质、麻黄体质、桂枝体质等，亦殊可笑。大多描述都混乱、矛盾，缺乏对人群的细致观察。在此不一一举例。

"药人"学、"体质"学，名称虽吸引眼球，实质是仿照药物功效学说，换个说法谈论某某药可治某某病而已，没有提出什么新东西。

根据药物阴阳性质偏胜，用于性质相反的病人，以解除其体质偏胜带来的症状，这就是"热者寒之寒者热之"。药物性质的偏胜越明显，它们所治疗病人的特征共性也越多，如热胜的附子干姜吴茱萸，寒胜的黄连黄芩黄柏等。某种药物对某些特征共性病人有效，是基于这些药物或方剂基本性质功效，是前人归纳总结并指导我们临床用药处方的基本常识，并非什么新发现。

在临床，用药指南上是脱离不了辨证施治（病性之阴阳和药性之阴阳）的范畴的。

中医的学问，在于掌握阴阳，熟悉方药，辨证立方，该用半夏柴胡自然就用半夏柴胡，该用党参当归自然用党参当归，"有是证用是药""有故无殒"。选方择药时的思维，并不是某药适合于某人群，而是某病某证适合用某方某药，主次要分清，是以证寻药，而不是以药寻人。

再追根寻底，在临床中，如果以辨证指导用药，和"药人"学、"体质"学产生矛盾，应该如何用药？相信还是以辨证为主。但从逻辑上说，辨证学说和"药人体质"学说应该是完全不存在矛盾的，因此"药人体质"也没有产生的必要。

理论的研究，终须以能够指导实践为前提，若是像胡希恕先生所言，是为了"多骗几个钱"，就不唯无益，反是有害了。做学问更不能急功近利、心态浮躁，随便弄几个学生，甚至有些是完全的外行，坐在一起，然后互相吹捧，出一本书，名利双收。不要说严谨，连认真二字都说不上，害人不浅，和江湖骗子何异？

中医的研究如果是以这种水平发展下去，真是黔驴技穷，走到末路了。

二十八案　大柴胡汤证

李某女，35岁，赣州市章贡区人。2013年11月12日首诊。

主诉：右侧胸胁痛伴恶心3个月。

患者患有胆囊炎已七八年。经常有右侧胸胁不适感，偶有胆囊炎急性发作，经西医消炎治疗可缓解。平时食欲差，多食油腻则恶心欲吐，睡眠不好，心烦易怒。3个月前出现右胸胁持续隐痛，伴有恶心，胸胁痛放射至右侧肩背。食欲差，进油腻食物则吐。入某医院住院诊治，诊断为胆囊炎，胆石症（5mm×5mm），糜烂性胃炎。主管医生建议胆石症行微创手术治疗，患者拒绝而出院。

察患者消瘦，面色萎黄。神情焦虑，痛苦面容。详询现病史，知其未婚，月经紊乱，量少，并有痛经。行经时有胸痛胀感。睡眠差，入睡困难，有口干口苦症状。大便干，3日1解。

脉沉弦，舌苔薄黄，干。

此少阳阳明合病，大柴胡汤证。

疏方：柴胡25克，黄芩10克，白芍15克，姜半夏30克，炒枳实15克，红枣7个，党参15克，生大黄10克，芒硝6克（冲服）。

2剂。

水煎服，每日1剂。

此患者服药后未按时复诊，直到12月5日患者才二诊，此时距初诊已近1个月。

12月5日二诊：患者解释，首诊后未听明白，误以为处方可以连续服用。故首诊方服用2剂后，又自行外购，连续服了20多剂。服药后大便通畅，胸胁痛大为减轻，口苦口干症状消失。睡眠也好转，食欲增加，也没有呕吐现象了。也正是因为服药后效果明显，所以以为一方可以连续服用。

脉沉缓，舌苔薄白。

建议行胆囊B超复查后再议。

12月10日三诊。经某医院B超检查，显示未发现胆囊结石。

患者诉仍有右侧胸胁轻微不适感，其他无异常。

脉沉缓弦细，舌苔薄白，舌质淡红。

以小柴胡汤加减。

疏方：柴胡15克，白芍15克，党参15克，吴茱萸6克，当归10克，茯苓25克，姜半夏15克，黄芩5克，麦冬15克，炙甘草10克，生姜3片，红枣7个。

3剂。

嘱：每月经期过后即服5剂，连服3个月。月经正常后可停服。

患者续后未再复诊。

评：小柴胡汤少阳证症状达十五种之多，其中可以"但见一证便是"者，通常认为，"往来寒热，胸胁苦满，默默不欲饮食，心烦喜呕"为小柴胡汤主治的四个典型症状。有日本汉方医临床验证，其中最为重要的首症又为"胸胁苦满"。此患者有"心烦喜呕""口苦咽干""胸胁硬满"诸症，证属少阳无疑。以其"呕不止"，故予大柴胡汤下之则愈。

大小柴胡汤中柴胡用量必得 25 克以上方能得效如神。此患者误解医嘱，连续服用大柴胡汤 20 余剂，不唯未见任何副作用，反得意外之天功。

三诊中家兄着重于调理患者内分泌。以小柴胡汤加当归吴茱萸，气血双益为治。可以想见，患者数月后月经得调，心情、睡眠、食欲皆有好转，身体健康状况进入良性循环，岂不美哉？

联想明代张鹤腾首提柴胡劫肝阴之说，经清代叶天士王孟英等人大加发挥，遗毒至今。王孟英更有"逍遥散最劫肝阴"之说，完全将辨证二字置诸脑后，不懂什么叫"有故无殒"，什么叫"有是证用是药"。按此逻辑，我也可以发挥出"大米饭最伤肠胃，吃多必定死人"的结论。

准确地说，任何药都有其副作用，若辨证不确，用之不当，自然生变。不能将用药不当产生的副作用，或归罪于"药"或归罪于"方"，而应该归罪于人。

从临床观察看，中药副作用和西药副作用是有明显不同的：西药的副作用伴随其作用是必然产生而且必须被动接受。中药则不然，在正确辨证择药的情况下，其副作用基本不会出现。比如附子，在正确辨证情况下使用大剂量也没问题（100 克以上），而在辨证不准确时使用 10 克都可能出现口唇麻木。如临床使用清开灵就是这样，里热实证者基本没有过敏症状，而有表证恶寒身痛等症者，则常易出现过敏反应。很多时候中药的副作用剂量并无太大关系，比如我们前面说过的某大师使用炙甘草汤致水肿案，如果辨证没有错误应该不会出现水肿。

因此，说这个药过于"滋腻"、那个方过于"伤正"者，都是对中医辨证论治学说理解不深所致。

明清两代的医案医话大多是很难看的。坦白地说，一本《叶天士临证指南医案》我读了三十年也没能读完，实在读不下去。我是不相信那种三五分桑叶菊花能治好什么病的，当然医案中也没有说治好了，方子开出去，好没好就天知道。中医治病是以药物性质的偏胜去纠正人体性质的偏胜，"寒者热之热者寒之""虚者补之实者泻之"，这是常识。你能相信一种性质平淡平时当茶饮的药物可以纠正人体性质偏胜么？至于那些医话，有些就更是天马行空、信口开河。比如有个王旭高老先生，光是肝脏的辨证论治就有三十种，不知这老先生一生中有没有碰全这三十种病人。也真亏他苦思冥想能想得出。

明清两代商业经济发达，也是中医理论发展最快的时期，医家流派层出。又正是因为商业经济发达，人民物欲也重，自然医家也未能免俗。鱼龙混杂，泥沙俱下，后学当细察。

从地域上说，蜀中多出名医。此名医是真名医，不尚招摇，而非盛名之下其实难符的假名医。可能是民风使然。就如家兄所说的，做一个好中医须有些侠骨柔肠才行。

二十九案　甘草泻心汤证

凌某男，54 岁，赣州市章贡区人。2008 年 12 月 18 日首诊。

主诉：脘腹胀满不适 2 个月。

患者诉：病起于今夏 8 月，因天热口渴，急喝了一杯冰冻饮料，当天即出现呕吐并腹痛腹泻，就诊诊断为急性胃肠炎。经服药及输液治疗后，呕吐止，腹泻好转，但似乎一直未能彻底治愈。后大便稀溏，每日 2~3 次，断续腹泻竟然 3 个月。两个月前又伴有出现胃脘部不适，膨隆胀气。日前往某医院住院检查，经查肠镜、胃镜，检查肝胆各脏等，除轻微浅表性胃炎外，其他未发现问题。经中西医治疗，使用促胃动力药和舒肝理气中药，无明显效果。现感觉精神差，胃脘部胀气难受，不痛。睡眠不好，纳呆，口淡无味。大便 1 日 2 解，较稀。

察患者神志清楚，精神尚可。腹部外观稍膨隆，按其腹部柔软，无压痛。其他无异常。

脉沉紧，舌苔白，舌质淡。

此伤寒变证之痞证也，甘草泻心汤主之。

疏方：炙甘草 15 克，干姜 15 克，姜半夏 25 克，党参 10 克，黄连 1 克，黄芩 5 克，红枣 6 个，生姜 5 片。

2 剂。

水煎服，每日 1 剂。

12 月 20 日二诊：药后病情明显好转，睡眠可安卧，胃脘部膨胀难受感已减轻半多，食欲仍不太好。

脉沉缓，舌苔白，舌淡。

守上方去红枣。

2 剂。

12 月 22 日三诊：胃脘膨隆又有减轻，精神好转，大便已成形。

脉沉，舌苔仍白，舌质淡。

太阴证见，理中汤主之。

疏方：制附子 15 克，党参 15 克，干姜 15 克，炒白术 10 克，黄连 1 克，炙甘草 15 克，红枣 6 个。

3 剂。

水煎服，每日 1 剂。

嘱 3 剂服后，若无其他异常，可购附子理中丸，服用 1～2 个月即可痊愈。

嗣后患者未再来诊。

评：《伤寒论·辨太阳病脉证并治》"脉浮而紧，而复下之，紧反入里，则作痞，按之自濡，但气痞耳"，又有"伤寒中风，医反下之，其人下利日数十行，谷不化，腹中雷鸣，心下痞硬而满，干呕心烦不得安，医见心下痞，谓病不尽，复下之，其痞益甚，此非结热，但以胃中虚，客气上逆，故使硬也，甘草泻心汤主之"。此中阳受损的甘草泻心汤证，病因病机，理法方药十分详尽。

此案虽非医者误下所致，亦由下利而来。其脉不浮，无汗出，无恶寒，无呕，无发热，可资鉴别于其他如大黄黄连泻心汤、附子泻心汤、生姜泻心汤、半夏泻心汤证等。实是"胃中虚，客气上逆"致痞，系甘草泻心汤的证。

现代生活节奏加快，饮食亦丰富，除误汗误下可致痞外，过度饮食亦可出现痞证。余曾治疗一患者，因自助餐过度进食，俗称"撑坏了"，致半月胃肠膨胀，恶心，而又腹部"按之濡"，以 2 剂半夏泻心汤治疗痊愈。所以在病因上不要过于执着。

三诊患者基本痞可，家兄转方为理中汤，但方中仍有黄连 1 克，防其余邪下利复作，仍是万全之法。

注意大黄黄连泻心汤、附子泻心汤、生姜泻心汤、半夏泻心汤中都用有黄连，这与现代药理研究发现黄连具有很好的健胃作用相合。所以，治疗胃肠道疾病时，黄连的使用不可不知。

从西医观点看，此案患者应该是一功能性消化不良症（FD），胃动力不足。此类病人根据症状和检查，诊断一般不困难。治疗以对症治疗为主，无特效药物。

三十案　黄连阿胶汤证

钱某女，12 岁，赣州市章贡区人。2013 年 4 月 7 日首诊。

主诉：狂躁难眠 6 个月，加重 1 星期。

患儿父母代诉：患儿家境优越，从小娇生惯养，争强好胜。去年 9 月上学后，可能是学习紧张，又受到同学言语刺激，出现失眠、烦躁、情绪激动易怒。家人未予重视，没有及时治疗，后逐渐加重，有时整夜不眠。兴奋，自言自语，如见鬼神。不吃正餐，但吃零食，大便 3~4 日 1 解，干燥。2 月前曾携其去精神病医院诊治，诊断为儿童精神分裂症。现每天按时给服西药（氯氮平），感觉效果并不稳定。最近 1 星期来，患儿症状有所加重，狂躁时打人骂人，损毁东西。晚上不睡，仅天亮时累了睡几小时。家人对中医素信服，经精神科主诊医生同意，请中医配合治疗。

察患儿消瘦，营养不良体质。坐立不安，努舌眨眼，问话不答，但目炯炯如贼。

脉弦细数，舌瘦红，少津。

此少阴病，黄连阿胶汤证。

疏方：黄连 5 克，阿胶 10 克，黄芩 5 克，白芍 15 克，（朱砂拌）茯苓 15克，鸡子黄 1 个，冲服。

1 剂。

水煎服。

4 月 8 日复诊：患儿父母诉，昨晚 10 点安静入睡，今天早晨也吃了一小碗稀粥合一个肉包。

察患儿较昨日稍安静，问话能答。

脉细弦，舌红，干。

嘱以原方再进 1 剂。

4 月 9 日三诊。患儿较前日又有好转，睡眠可以有七八个小时。自诉头痛，有被害妄想。

脉沉细，舌苔薄，舌质红。

考虑到在精神疾病的治疗方面，虽可中西结合治疗，但西医疗效较为确切。建议患儿家长仍以西医为主，中医为辅，西药万不可自行停用。中药以丸剂服用方便，更汤为丸。

疏方乌梅丸：桔梅肉 100 克，北细辛 30 克，川黄连 50 克，干姜 30 克，制附子 30 克，蜀椒 15 克，桂枝 50 克，生黄柏 30 克，党参 50 克，当归 30 克，吴茱萸 30 克。

1 剂。

上方研细末，和蜜为丸（6 克丸）。每日 2 次，每次 1 粒。

5 月 15 日四诊。患儿中西药配合服用已经 1 个多月，患儿睡眠、食欲均有好转，已无狂躁现象。体重有所增加，言谈举止接近正常。患儿家长特别提到患儿大便情况明显改善，变为每日 1 次。按家长观察，患儿大便难易和患儿情绪有明显关联。因所有症状都有明显好转，患儿已有返校读书的要求。

脉沉细，苔薄白，质红。

疏方：按原乌梅丸方再进 1 剂。

半年后得知患儿已返校读书。

评：《伤寒论·辨少阴病脉证并治》"少阴病，得之二三日以上，心中烦，不得卧，黄连阿胶汤主之"。黄连阿胶汤证和少阴病纲领条文"少阴之为病，脉微细，但欲寐也"的四逆辈正好相反。一为滋阴，一为回阳。从西医来说都有精神类或神经系统症状。一为烦而不得卧，一为但欲寐，症状也是完全相反。仲景先生将这一阴一阳、两个用中医理论完全无法联系在一起的疾病都归为少阴病，自是因为这两个证候群都具有的精神症状。否则，一个心阴不足心火炽盛的黄连阿胶汤证，怎么可能辨证为阴证的少阴病？少阴病正方为四逆汤真武汤，而太阴病只是"四逆辈"，孰轻孰重一目了然。同理，少阴病三大主方，四逆辈（四逆汤真武汤），黄连阿胶汤，麻黄附子细辛汤。在传变、治疗上三者都毫无关联，仲景先生将三者同列为少阴病，实是借少阴之名，行以方带症之实。再广而论之，整部《伤寒杂病论》实是以六经之名行方证之实。所以，我们不要被太阳经太阴经等经名误导，要各经、各方独立分析辨治，才窥得《伤寒论》本来面目。

此案首诊抓住"心中烦，不得卧"为主症，认证为少阴病黄连阿胶汤证，1 剂显效。再诊中，辨证为厥阴病乌梅丸证。以其有"其人躁，无暂安时"，系"阴阳气不相顺接"。皆是按图索骥，以"证"寻方，方证对应。

三十一案　乌梅丸证

王某女，56 岁，赣州市章贡区人。2007 年 12 月 24 日首诊。

主诉：腹痛腹泻 1 天。

患者诉：原有糖尿病、高血压史。可能是昨晚宵夜进食不洁，今晨六七点钟开始，出现腹痛腹泻。曾自行服用黄连素、蒙脱石散剂和口服补液盐等，腹泻未止。腹痛并不甚剧，无呕吐，有轻度发热和恶寒。今天10多小时内至少已腹泻20余次，现有四肢末端轻微麻木感，无头晕。

察患者神识清楚，亦无明显脱水症状。腹诊无压按痛点，腹皮软，四肢冷。

脉沉细缓，舌苔白，舌质淡。

予厥阴证方乌梅丸，改丸为汤。

疏方：乌梅15克，桂枝15克，制附子25克，干姜10克，蜀椒5克，黄连5克，黄柏10克，细辛5克，党参15克。

1剂。

嘱：大火急煎半小时，得首煎汤液约500mL，温分二服。

次日上午9点复诊：诉昨晚8点多服首服，半夜12点服二服。药后只腹泻了一次，未再腹痛，发热恶寒等症亦消失。今晨进食稀粥1小碗，其他已无何不适。得效何其速也。

嘱服保济丸1天即可，无需他药。

评：《伤寒论·辨厥阴病脉证并治》中的证候群，和其他五经相比，是最为局限的。作为六经主证主方，乌梅丸方在临床的使用率，和麻黄汤、桂枝汤、小柴胡汤、四逆辈等相比不可同日而语。其他经典方剂可以在"但见一证便是"的情况下，在辨证后用于多方面疾病，如桂枝汤的"汗出恶风"、柴胡汤的"胸胁苦满"、四逆辈的"脉微细但欲寐"等，临床可见于高血压、月经不调等。而乌梅丸方的"消渴，气上冲心，心中热痛，饥而不欲食，食则吐蛔。下之，利不止"等症状同时具备者，在临床实属罕见。而其中的"消渴，气上冲心，下利不止"，在白虎汤（消渴）、茯苓桂枝白术甘草汤（气上冲胸）、赤石脂禹余粮汤（下利不止）都有出现。故此，乌梅丸方证不具典型的"但见一证便是"意义。

考厥阴病条文总纲，只罗列了数条症状，并无脉证。从乌梅丸方药内含四逆方药看，脉当沉细微。

从西医症状学分析，厥阴病症状多为消化系统疾病，如胃炎、胆道蛔虫症、胆囊炎、肠炎等。事实上，临床也大多只用于消化系统疾病。但也不排除心血管和精神方面疾病，如前案以乌梅丸治疗钱某女孩精神分裂症一案，就是从"阴阳气不相顺接""其人躁，无暂安时"入手。

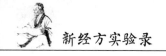

乌梅丸方从其药物组成看，也非常值得在临床拓宽应用范围。

三十二案　吴茱萸汤证

颜某女，20 岁，赣州市章贡区人。2008 年 11 月 8 日就诊。

主诉：头痛伴月经不调 6 年。

患者自诉：14 岁月经来潮，之后从未按期而至。一般推迟一两个月，行经时腹痛，经量少，有血块。而更为痛苦的是，从月经来潮后，每次都有三五天头痛。头痛时有恶心欲吐感觉，有时伴有发热，最高曾达 39℃，发热一般多在 37.5～38.5℃，发热时检查血象等均正常，发热症状几天后无治疗亦自行消失。曾经西医检查治疗，除营养和发育欠佳外，未发现其他问题。亦曾延请中医治疗，几年来，服中药数百剂，未效。

察患者消瘦。身高约 160cm，询知体重只有 42kg。平时工作辛苦，睡眠不好，食欲也差；怕冷，精神倦怠。

脉象沉细，舌苔白厚，舌质淡。

翻看患者病历，中药曾多用温经汤合四物汤等，有服用数月之久者，诸症状中途亦稍有减轻，然未能最终痊愈。

此乃厥阴证，吴茱萸汤方主之。

疏方：吴茱萸 100 克，干姜 100 克，红枣肉 100 克，炒白术 100 克，姜半夏 100 克。

1 剂。

上药共研细末。每日三次，每次 3 克，连续服用 3 个月。忌食酸冷。

嘱患者不可太过节食，需增加营养，注意饮食起居，劳逸结合。

2009 年 1 月 10 日复诊。患者诉：服药至 1 个月时感觉症状明显减轻，睡眠时间和睡眠质量都有好转，精神较旺，食欲也增加。近 2 个月虽有头痛，但没有发热，头痛时间也减至两三天。

脉沉细弦，舌苔薄白，舌质淡。

疏方：吴茱萸 100 克，党参 150 克，干姜 100 克，红枣肉 100 克，白芍 100 克，炙甘草 100 克，当归 50 克。

1 剂。

上药研细末，每日 3 次，每次 3 克。

患者于 2009 年 5 月劳动节间携朋友诊疾。询知患者在二诊后，因处方有效就未再复诊，按原二诊方又自行再进 1 剂。现痛经及每月头痛情况已基本痊愈，月经推迟 1 周左右；体重增至 46kg，准备年底结婚云云。

评：此患者病症颇有意思。临床痛经合并头痛患者并不少见，此患者经迟、痛经并每月头痛已经六年，前医按方证对应或辨证施治，投以温经汤应该并不为错，何以药之无效？《伤寒论·辨厥阴病脉证并治》"干呕，吐涎沫，头痛者，吴茱萸汤主之"，辨证为厥阴肝寒头痛，此时头痛和痛经二者，头痛为主证，痛经为次证。温经汤和吴茱萸汤方虽二方中皆以吴茱萸为主药，但温经汤方中合有入血入阴药，驱寒邪之力已减；而吴茱萸汤方纯为阳药，药专力宏，故能显效。二诊中患者头痛症状已有减轻，诸症皆有好转，故在原方加以当归白芍血分药。历时半年，终获全功。

此案投之以散剂，非不欲速效，实是沉疴，欲速则不达。

家兄心思缜密，在此体现。

三十三案　温经汤证

刘某女，20 岁，厨师，赣州市章贡区人。2013 年 12 月 24 日首诊。

主诉：面部痤疮 1 年余。

患者是位年轻女孩，未婚，无男友。形体中等，不胖不瘦，神情忧郁来诊。察患者面部布满痤疮，或红或暗，或有感染，几近毁容。询知患者痤疮已经一年多，就诊过中西医内科、外科、皮肤科、妇科等，外用内服药都用过不少，皆无效。患者十分焦虑。

脉沉细，略弦。舌苔白，舌体大，质淡。

细询患者平素状况，因工作性质原因，睡眠不太好，睡得也晚。食纳、大小便均可。再询例假情况，曰：14 岁初潮，一向或前或后，十分紊乱，有时数月不至，有时一月两次，并伴有痛经。

如此，余心中已是了了，予妇人杂病之温经汤可也。

疏方：吴茱萸 10 克，当归 6 克，牡丹皮 10 克，茯苓 25 克，麦冬 15 克，党参 15 克，桂枝 15 克，白芍 15 克，炙甘草 10 克，红枣 6 个，生姜 3 片。

5 剂。

水煎服，每日 1 剂。

经期过后第三天始服。嘱下月经行过后再诊。

2014 年 2 月 4 日复诊。上月行经痛经情况明显减轻，时间距前次行经约 40 天。近半个月面部痤疮未再新发。

脉沉细，舌苔白，舌质淡。

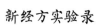

按原方再进 5 剂。

3 月 10 日三诊。本月行经又较前准时，痛经情况再减轻。面部痤疮红色开始减少，已无感染颗粒。

脉细沉缓，舌淡红。

疏方：吴茱萸 6 克，当归 10 克，牡丹皮 10 克，茯苓 25 克，麦冬 15 克，党参 15 克，桂枝 10 克，白芍 15 克，炙甘草 10 克，防风 10 克，红枣 6 个，生姜 3 片。

5 剂。

嘱依旧经期过后第三天始服，下月经行过后再诊。

4 月 10 日四诊。患者距初诊服药已整整 3 个月，共进服中药煎剂 15 剂。外观患者面部皮损大为好转，行经已无痛苦，时间也较准确；睡眠质量明显改善，心情也随之好转。

脉细缓，舌淡红。

嘱按三诊处方再进 5 剂，痛经消失不必再诊。

2014 年 8 月间，该患者带一同样患痤疮的女孩来诊。观刘女面部，虽少许陈旧黑点未完全褪尽，然面部皮肤已是光滑如镜矣。

附：金某欣痤疮案，女，25 岁，未婚教师，甘肃省兰州市人。2014 年 10 月 12 日就诊。

主诉：面部长痤疮 1 年。

患者诉：原来面部皮肤光滑、白净。最近一年来面部尤其是口唇周围出现痤疮。曾经多方治疗，使用中西药外用、内服，皆未有效。伴有睡眠不好，心烦，大便干燥，食欲不好。月经情况正常。

察患者体形中等，胖瘦适中。面部散在、多发红色痤疮。以口唇周围、鼻头较为密集，少量有白色脓头。其他无异常。

脉细略数，舌苔白，稍厚，舌质暗红。

封髓丹主之。

疏方：砂仁 15 克，生黄柏 25 克，甘草 15 克，当归 10 克，白蒺藜 10 克，防风 10 克。

3 剂。

水煎服，每日 1 剂。

10 月 15 日二诊。患者自诉，药后感觉明显有效。面部痤疮未再新发，原有痤疮颜色变暗，心情亦随之好转。

脉细略数，舌苔白，舌质红。

守原方3剂，煎服法同前。

10月19日三诊。患者面部皮损有进一步好转。自诉睡眠已正常，大便通畅。

脉细沉，舌苔白，舌质淡红。

守原方继进3剂。

此患者前后共服一诊方20剂，一直未更方，最终痊愈。面部痤疮再未发。

此病案本当列入封髓丹系，因其过于简单，又同属痤疮类。故列于此案末，以资比较。近年以封髓丹治疗痤疮不下百例，皆能有效，且效果明显。此方药物简单，无分男女。重点在于掌握察舌：以舌质暗、淡，舌体稍大，舌苔厚者为效果最好；脉象如何无关紧要。

评：温经汤是临床十分常用的好方，多用于妇女经带病，用于男士则少见。我曾用该方加减治疗多例男性顽固性高血压、合并交感神经紊乱症状的病人，大多病人年龄在40～50岁。认证准确，组方得当者，常在数剂间血压即可降至正常范围，并使其汗出、失眠、焦虑、头痛、夜尿等症状大为改善。所以，此方不仅仅只限于用之妇女，亦可用于男性阴阳不调、阳气（脾肾阳虚）不足病人。

温经汤方中吴茱萸为主药自不待言，但吴茱萸的方中剂量十分重要；因吴茱萸药味浓烈，难以下咽，现代临床医生多于处方中用3～5克而已。而在《伤寒论·妇人杂病脉证并治第二十二》原方中，吴茱萸为3两（汉制），其他如牡丹皮当归川芎党参白芍桂枝等均为2两（汉制）。无论是相对剂量或实际剂量，吴茱萸在方中都是绝对优势地位。现临床用量当在10克以上，方有效果。

此案是一例青春期内分泌失调导致月经紊乱、脸部严重痤疮。临床医生多以清热利湿、活血祛风为旨，药多予当归防风薏米苦参黄柏等。此类想法来源于气血六淫辨证，临床效果一般。家兄此案，若单纯从治疗面部痤疮着想，处方以温经汤是令人非常惊讶的。若从"有诸内者必形诸外"着想，又在情理之中；其不治而治，充分体现了中医"治病必求其本"的治疗思想。

附案同样是痤疮，同样是二十多岁女孩，却是以三才封髓丹简单治愈。家兄将此案附于后，而不列于封髓丹系，认为此类病案太过平常，没有必要讨论。在此，我也尊重家兄意见，不画蛇添足，请读者自行赏析比较两案。

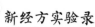

在这里要提醒读者的是，前者为特案，后者为常案，不可不知。

三十四案　温经汤证

徐某女，38 岁，沈阳市人。2014 年 8 月 28 日就诊。

主诉：酒糟鼻 12 年。

患者为沈阳人，亦是西医医务人员，10 多年前调至北京某医疗机构工作。现经亲友介绍前来求治。

自诉大约在二十五六岁时，无诱因出现鼻头发红，毛细血管扩张，整个鼻头鼻翼充血，有时出现小疹子。其他亦无何不适。睡眠、食欲情况皆正常，月经正常。曾经多方面西医检查，未检出螨虫、真菌等。10 多年来，患者历经中、西医多方治疗，基本无效。4 年前（34 岁）足月顺产一婴，最近 4 年月经不太正常，月经量极少，有黑色血块。行经时间准确，无痛经，无胸胁不适感；经期怕冷，小腹部有轻微冷胀感，偶有口腔溃疡。

察：患者皮肤白皙，体态适中，精神面貌尚可。面部皮肤无异常。鼻子、鼻尖、鼻翼部色红暗，毛细血管明显扩张，未见丘疹。其他（－）。查前医中药处方，亦多为清热解毒活血化瘀类方。

脉沉细缓，舌苔薄白，舌质淡。

此太阴证，温经汤主之。

疏方：吴茱萸 10 克，党参 15 克，桂枝 15 克，白芍 15 克，当归 10 克，制附子 15 克，干姜 10 克，茯苓 25 克，红枣 6 个，炙甘草 15 克。

5 剂。

嘱：每月经期过后服用 5 剂。小火煎 1 小时以上，取煎液 600mL，温分三服，于餐后 1 小时服，忌食寒性食品。

此患者一诊后再无消息，5 个月后的次年 1 月 24 日复诊。

患者诉：回去后按医嘱共服三个月（15 剂）中药。在服药 10 剂后病情明显好转，去年 10 月份鼻部红色基本消失。月经情况亦有好转，月经量增加，已无血块，但经量仍不足。中药近 2 个月未再服，鼻尖处又现两三粒丘疹。其他无异常。

察患者鼻部色泽已是基本正常，和周边皮肤无异，无毛细血管充血现象。鼻尖部有两三粒散在小疹子，色稍红。

脉沉细，舌苔薄白，舌质淡红。

疏方：吴茱萸 10 克，党参 15 克，桂枝 15 克，白芍 15 克，当归 6 克，制附子 10 克，干姜 10 克，茯苓 25 克，红枣 6 个，炙甘草 15 克，阿胶 6 克。

5 剂。

煎服法同前。

该患者未再复诊，日后从其亲友处得知患者已是完全痊愈。

评：此案患者从其病史看，似乎符合西医玫瑰痤疮（又称之为红斑痤疮）的诊断。患者病史虽达十二年之久，但病情不是太重，未导致不可恢复的皮损。玫瑰痤疮西医病因未明，亦无明确治疗手段；西医临床多以抗生素、维生素 B 类及调节神经药物治疗，可以缓解症状，但多不能有满意效果。

家兄尝言：中医诊疾不分内外妇儿科。此案也一如家兄其他病案，并未从皮肤外症入手，只从阴阳上寻根。此患者脉沉细，又素有怕冷，月经量少。阳虚之象甚是明显，为何十年寻医竟无一医识得？余每每恭展仲景先师《伤寒论》，诵读原序"予每览越人入虢之诊，望齐侯之色，未尝不慨然叹其才秀也。怪当今居世之士，曾不留神医药，精究方术，上以疗君亲之疾，下以救贫贱之厄……但竞逐荣势，企踵权豪，孜孜汲汲，惟名利是务"，未尝亦不感叹当今之医士每况愈下，与仲景先师之教导已是相去甚远矣。

一诊中患者经血有黑色血块，处方未用阿胶，因系虑其碍阳。二诊已无血块，但经量仍少，故复加阿胶生阴血。亦不可不知。

三十五案 温经汤证

吴某女，34 岁，四川人。2011 年 6 月 20 日首诊。

主诉：手、足掌皮肤干燥裂痛 10 年。

患者诉：于 10 年前生孩子后，无明显诱因出现双手掌干裂、脱皮、疼痛。曾在多处中西医院诊治，无效。几年前在广州某医院、皮肤病医院做多项检查也未明确诊断。近几年逐年加重，双脚掌也出现发红，皮肤开裂，脱皮，沾水后加重。每次加重前，手、足掌部先有小颗粒水泡出现，发痒。继之现水泡破裂、龟裂、脱皮。睡眠不好，头晕，怕冷，四肢关节常感肌肉疼痛。月经周期正常，无痛经等症。患者因患病时间太长，已对治愈失去信心，因友人劝说方来诊治。

察患者体形丰满，但面色憔悴不荣，两颧明显黄褐斑。双手、双脚掌部皮肤粗糙增厚，干燥、皲裂。手指指甲增厚，色泽暗。

脉沉细，舌体大，有齿痕，边尖现瘀点。

此太阴少阴合病，宜四逆辈合温经汤方主之。

疏方：吴茱萸 10 克，制附片 30 克，干姜 10 克，当归 10 克，白芍 15 克，牡丹皮 10 克，麦冬 15 克，茯苓 25 克，桂枝 15 克，党参 15 克，阿胶 5 克，炙甘草 25 克，红枣 7 个，生姜 3 片。

5 剂。

嘱：每日 1 剂，水煎服。小火慢煎 1 小时以上，取药汁约 500～600mL，温分三服。

7 月 2 日复诊：患者因药味太重，难以下咽，每 2 天才服 1 剂。5 剂共服了 10 天。患者自诉，感觉比以往药物效果明显，尤其是足部皮肤明显变软。其他全身症状也有好转，四肢关节疼痛减轻，睡眠情况明显好转，以前过半夜 12 点方能入睡，现在 11 点就能睡着。再细细观察面部黄褐斑，似乎也有些许淡化改善。

患者治疗信心大大增加。

脉沉细，察舌体仍大，有暗色瘀点。

效不更方，原方再进 5 剂。

7 月 12 日三诊：服药已经 20 天，患者皮损情况大为好转，自诉至少已好转 30%。水泡出现已少了一半，尤其足部更少出现。细询患者，诸如身体关节肌肉疼痛等症状，也大为减轻，睡眠情况好转。每晚在 11 点钟即可入睡。怕冷和头晕已少出现。但近日药后出现胃脘部不适，隐隐作痛。

再观察手足部皮肤：足掌底部皮肤皲裂皮损已好转 50%，手掌部皮肤好转约 30%。手部好转较慢，估计和做家务洗手次数多有关系。手、足掌部都未再现新水泡。

守原方，去丹皮麦冬阿胶，加炙黄芪炒白术。

疏方：吴茱萸 10 克，制附片 30 克，干姜 10 克，当归 10 克，白芍 15 克，茯苓 25 克，桂枝 15 克，党参 15 克，炙黄芪 25 克，炒白术 15 克，炙甘草 25 克，红枣 7 个。

5 剂。

煎服法如前。

至 2012 年 1 月中旬，患者回家乡过春节。此案患者前后复诊近 20 次，以四逆汤温经汤四君子汤为基本方，随症加减，共服中药煎剂约 90 剂，治疗时间约半年。患者全身症状大为好转，如头晕、怕冷、睡眠不安、身体疼痛等基本消失，面部黄褐斑消褪 90% 以上。手、足掌部皮肤皮损明显好转。基本已无水泡出现，偶有脱皮，但已无皲裂痛。

嘱回去继续服上方即可。建议以末次方研细末，和蜜为丸，每日 2 次，每次 1 粒，服用半年，以巩固疗效。

此案患者未能随访。

评：此案中医或称之为鹅掌风，西医很可能是掌跖脓疱病。

鹅掌风在中医临床中，常以清热解毒活血化瘀为治，临床效果多差强人意。

此案患者全身症状较多，也正因为外症较多，提供了充分的辨证依据，方能使辨证更加准确。患者除手足掌部皮损外，尚伴有头晕怕冷，睡眠不佳，身体疼痛等脾肾阳虚症状。面部黄褐斑按中医论，属肾气不足，肾水上泛之象；从西医之说多为内分泌失调。本着"有诸内者必形诸外"的辨证观，从诸多外症和脉证舌象，辨证为太阴或少阴病均不为错。故以四逆辈合温经汤为基本方能收较满意之效果。因患者服药后胃脘部不适，三诊中去丹皮麦冬阿胶等滋腻药，加重益气健脾之黄芪白术。诊疗全程围绕脾肾阳气不足，并无一味祛风活血清热解毒之剂。

温经汤有较好的调节内分泌作用，肥人多需去阿胶为宜。

此案和前案都是温经汤，一治手癣一治痤疮。家兄所举温经汤案例，并未用于温经调经，示其例系令读者知其变通，用心亦良苦。

三十六案　甘草干姜汤证

翟某男，65 岁，赣州市章贡区人。2007 年 10 月 15 日首诊。

主诉：咳嗽反复发作 40 余年，加重 1 周。

患者有肺结核病 40 多年，年轻时即经常咳嗽，甚至咯血。西医诊断为肺结核、肺气肿、支气管扩张。10 多年前经专科医院检查，肺部结核灶已经钙化，未再用抗结核药。久病成医，患者亦粗通医道，言此病是金水不足肺肾阴虚，故常年服用六味地黄丸、知柏地黄丸、百合固金汤等益阴方药。几天前因受凉引起咳嗽，咯白色黏痰。自行服用枇杷膏川贝膏等未效，因虑其咯血来诊。

察患者面白消瘦，怕冷，食欲差。久久咳嗽一两声，必吐白色黏痰。

脉沉细，舌淡质小，舌苔白。

此肺痿也，甘草干姜汤主之。

疏方：炙甘草 30 克，干姜 30 克，姜半夏 25 克，桔梗 15 克，紫苏子 15 克，大枣 7 个。

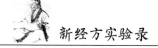

2剂。

患者观处方后，迟疑不敢取药。说：几十年来，医生告诉我都是肺结核病阴虚火旺，从不敢吃姜，做菜都不放姜。这个方子能服吗？

余请其放心服用，时移事易，但服无妨。

10月17日二诊。患者诉服药后咳嗽明显减轻，咳痰减少。精神好转，食纳增加。

脉沉缓，舌苔薄白。

效不更方，守原方加减。

疏方：炙甘草30克，干姜30克，桔梗15克，紫苏子15克，白术15克，大枣7个。

2剂。

评：《伤寒论》中甘草干姜汤证有"肺中冷，必眩，多涎唾"，此案属此条范围。另有误用桂枝汤后致"咽中干，烦躁，吐逆者，作甘草干姜汤与之"和"厥逆，咽中干，烦躁，阳明内结，谵语烦乱，更饮甘草干姜汤"，此二条值得探讨。

阴阳平衡，阴阳互根，似乎感觉阴阳是对等平衡，平均分配，阴阳各占50%，这可能是个误区。从多年的临床实践体会，阴阳并不平衡，郑钦安先生的阳主阴从理论观，应有正确的一面。阴阳平衡，是一种不对等平衡，不平均平衡，阴阳的平衡是建立在阳主阴从的基础上。这个理论也可以在《伤寒论》中找到根据，误汗误下所致的"大汗亡阳"，"自利""下利"亡阳，而急用四逆辈的比比皆是。从平等阴阳平衡理论来说，缺什么补什么，血液汗液皆为阴液，汗液的丢失当急救其阴才是，为什么阴液的丢失不是急救其阴而是急救其阳？为什么《伤寒论》中"烦躁""咽痛""口干"，甚至"谵语烦乱"，并不是如我们今天所认为的阴虚火旺用滋阴清热药，而是用甘草干姜汤真武汤类？这就涉及阴阳平衡问题。只有用阳主阴从不平等平衡理论，才能解释以上现象。

《伤寒论》中所述方证治法，非若后世医家的理论天马行空凭空想象，而是真实的实践记录。不单是古人经验的总结，在后世医家临床中也得到无数次的检验，因此是十分可靠的，失阴救阳是为定理。在前面的案例中，我曾对"阴虚"一说非常不以为然，实在是翻检前人论述见有矛盾之处及临证又有不同而生感慨。

临床最常见或最典型的阴虚病人应该是肺结核病人。但即使是肺结核病人，即使病人有盗汗，手足心烦热，也多是气阴两虚，阳气不足为主。小建中汤或桂枝加龙骨牡蛎汤主之，会较百合固金汤、六味地黄丸有更好的效果；坦率地说，我是从未用六味地黄丸或知柏地黄丸治好过所谓阴虚病人的。六味地黄丸说明书上写着用于肾阴亏损所致头晕耳鸣，腰膝酸软，骨蒸潮热，盗汗遗精，消渴等等，基本是毫无效验；在临床工作中，如果碰到有经常服用六味地黄丸的患者，我必问其服后效果，没有听到过有效的肯定回答。曾经观察一男性结核病人达三十年之久，此患者亦经常服用六味地黄丸或知柏地黄丸，观察结论是此药对此患者基本没有任何效果。

和六味地黄丸一样，八味肾气丸也是一个名方，临床多有医生爱用，我从未见家兄用过这两个方剂。故此我相信家兄亦同意我前面的观点。

在《经方实验录》中，曹颖甫先生明确表示桂附八味丸临床无效。作为伤寒大家，曹颖甫先生的辨识水平还是值得信赖的，相信他不是只从一例或几例病案中得出如此结论。

大塚敬节先生的《汉方诊疗三十年》中，也记录有一病案：52 岁男性，因"疲惫，精力减退，几乎无性欲"就诊。按其描述颇合桂附八味丸症状。大塚敬节先生投以桂附八味丸，治疗一个月，"却无任何效果"。改投桂枝加龙骨牡蛎汤，"从服药第十天左右开始，精力迅速好转，不再有疲劳感。治疗两个月后，血色好转，体重也增加了"。

在这里，我们不讨论原方桂附八味丸是否确是仲景先师选编入《伤寒杂病论》，或是后人掺入《金匮要略》。从我们临床运用桂附八味丸的经验来看，它和六味地黄丸一样，效果不尽人意。如无足够的病案证明此二方的临床效果，我认为后世医家给此二方的方解都是想当然耳。

朱丹溪所说的"瘦人多火，瘦人多阴虚"现象，临床也并不常见。我想，此老是据肥人多阳虚揣测而来吧。

对肺结核或其他结核病如骨结核、结核性肛瘘等，在教科书和临床带教中，我们多是以患者消瘦、盗汗、手足心烦热等症归于阴虚火旺，治以养阴清热为主。但事实上我们外观可见的骨结核、结核性肛瘘等，多起病缓慢，创面溃破后脓汁稀薄灰白，一派阳虚症状。肺结核患者咳痰也多为灰白色。因此，曾经给肺结核贴的"阴虚火旺"标签极可能是错误的。

补录——

翟某男，75 岁，江西省赣州市章贡区人。2017 年 1 月 3 日下午出诊。

患者于 10 天前因饮用过期鲜奶导致腹泻，半夜昏倒在卫生间近 1 个小时，120 急诊入某院观察室。诊断为肺部感染、肺功能衰竭、心衰，经治疗无好转，现患者呈半昏睡状态。家属拒绝上呼吸机。

该患者家属在征得主管医生同意后，请求会诊。

察患者神智尚清，极度消瘦，全身浮肿，面部、手足皮肤透明状。脉沉细数，血氧分压 72mmHg，心率 118 次/分钟。

处方：红参片 10 克，附片 80 克，干姜 50 克，山茱萸 50 克，龟板 10 克，桂枝 15 克，炙甘草 30 克。

1 剂。

大火急煎 1 小时，取 300mL 分两次服。

患者当晚 9 点服药，5 小时后小便量大增，天亮时分患者对家属说：身上有暖了，脚下还不够。

4 日上午二诊：患者精神明显好转，水肿消除大半，脸面、四肢恢复原形，家属十分惊喜连说"好了好了"。血氧分压 85mmHg，心率 102 次/分钟。

嘱守原方继进 1 剂。当天亲友数十人探视病人。

5 日上午三诊：患者服第二剂后症状无继续改善，精神较昨天差。血氧分压又降至 80mmHg 以下，心率回复至 110 次/分钟以上。

处方：红参 15 克，附片 100 克，干姜 50 克，山茱萸 60 克，龟板 15 克，桂枝 25 克，炙甘草 30 克。

2 剂。煎服法同前。

3 天后患者以心、肺功能衰竭去世。

体会：

1. 临床中医药对危急重症的治疗应尽早介入；此患者如能提前五天邀请会诊，则可能预后更为乐观。

2. 西医对中医理论不能理解，尤其对阴阳、正气邪气观念不能理解。在病人的危重阶段，应该以中医战略思维大力扶正为主，而西医此时依然不放弃抗生素的使用，偏重于战术上的局部胜利。以中医眼光观察，抗生素对人体正气伤害极大，此时如能减少使用抗生素，转用更多营养药物可能会有更多生机。大多老年疾病后期都合并感染，在进入危重阶段时抗生素效果并不理想，但基于传统观念又不得不用，这样就进入了一个恶性循环。中、西医的相互理解和尊重很重要，目前二者的结合有难度，但中西医相互配合则是可以的。因大量使用抗菌素该患者用药 1 周时已出现二重感染。

3. 中医理论的临床指导作用和中药复方的效果是不容否定的，但给药途径是个大问题。

三十七案　肾着汤

郜某男，47 岁，赣州市龙南县人。2014 年 12 月 23 日首诊。

主诉：腰痛 1 年多，加重 1 星期。

患者为卡车司机，终年劳累，积劳成疾，常有腰痛。1 年前因腰痛而不再开车，经检查，诊断为腰椎间盘突出，腰肌劳损，并有高血压等疾病。2 个月前受凉感冒，腰痛加重，治疗后感冒痊愈，但腰痛一直未愈。间断中西药、理疗等治疗，无明显效果。1 周前终因腰痛剧烈，腰痛如坠，活动牵扯如裂，痛不可忍，卧床不起，生活无法自理。现除腰痛外，并有睡眠差，夜尿多，每晚四五次。自汗出，食欲差，精神差。

察患者身体较胖，面色较黑。神志清楚，精神尚可。血压 156/100mmHg，询知患者每天仍按时服用降压药。

脉沉弦，舌苔白滑厚；舌质暗，胖大有齿印。

病在太阴，肾着之病，肾着汤主之。

疏方：

炙甘草 15 克，干姜 25 克，茯苓 30 克，炒白术 15 克，乌药 10 克，益智仁 10 克。

2 剂。

水煎服，每日 1 剂。

12 月 25 日复诊：腰痛症状大减，睡眠好转，夜尿减少至每晚 2 次。血压 145/90mmHg。

效不更方，守原处方再进 2 剂。

12 月 27 日三诊：诉腰痛症状已减轻 90%，可以做轻家务，生活已能自理；夜尿再减少至每晚 1 次。血压：140/90mmHg。

守原方继进 2 剂。

1 周后路遇患者采购物品。云：腰痛症状已完全消失，其他症状均大为好转。现只服用降压西药维持量，不再服其他药。

附：从医后首次使用肾着汤的故事

1982 年 5 月，余从师学徒 6 年结业。经市卫生局考核考试通过，已取得处方权，正式独当一面，在赣州市中医院门诊工作。

每天上班，别的老医生诊室都是门庭若市，余是门可罗雀。

某日快下班时，一位中年男性患者，在诊室门口探头张望后，再看看左右隔壁诊室，无奈地摇摇头，说：算了，照顾你的生意吧。这是个腰痛病人，当时具体有哪些主诉、哪些体征，余已忘记了。唯记得是心中默诵着汤头歌诀，给他开出了肾着汤。几天后的一个早晨，这位病人带着父母、邻居七八位老人早早等在诊室，说：我腰痛几个月了，这么多老医生没治好，让你一个小医生两包药治好了；来来来，请你给他们都看看，都是腰痛腿疼的。不过，那七八位老人后来好像都没治好。

肾着汤从此给余留下了深刻印象。

评：《金匮要略·五脏风寒积聚病脉证并治第十一》："肾着之病，其人身体重，腰中冷，如坐水中，形如水状，反不渴，小便自利，饮食如故，病属下焦，身劳汗出，衣里冷湿，久久得之，腰以下冷痛，腹重如带五千钱，甘草干姜茯苓白术汤主之。"有些中医医生可以倒背如流，可是他并不知道为何此方有如此效果。我们可以看看一些医家对此方的方解："肾受冷湿，着而不去，而为肾着。然病不在肾之本脏，而在肾之外腑，故其治法不在温肾以散寒，而在燠土以胜水。方中干姜辛热，温里散寒，为君药；白术、茯苓健脾利水为臣；甘草补气和中，调和诸药为佐使。"解释得很好，不过如果你接受这种方解，你就不可能理解肾着汤的神效。

我认为正确的理解是：肾着汤中干姜作为主药，炙甘草白术用之是为关键。干姜入肾，益肾阳，祛寒湿。白术茯苓在此并非起简单的健脾利水作用，而是如叶天士所言"通阳不在温，而在利小便"。取名肾着，意即肾为寒邪湿邪所着。为何肾会为寒邪湿邪所着？肾阳虚尔。此方亦为温肾阳之剂，只是更较四逆汤为轻。和理中汤相并立，一中焦脾胃，一下焦肾，更有何疑？

肾着汤的脉象当有沉紧或沉弦，舌质淡或暗，舌体或大或有齿印。

在经方大家胡希恕老先生论述中，有"用于腰痛水肿以及遗尿等证均有验""本方尤善治遗尿"；也可证本方为温补肾阳之剂。

叶天士言"通阳不在温，而在利小便"不可当真，实是本末倒置之语。而是肾阳一温，小便自利。有好辩者言二者实是殊途同归，若以叶氏说法温阳，则车前瞿麦可也，何需附子干姜？

三十八案　真武汤证

舒某女，75岁，临汾市人。2008年12月10日首诊。

主诉：双下肢肿胀，并入睡困难6年。

患者家属代诉：患者一直在老家农村生活，准备今年冬季至广州过冬。患者原有 10 多年的高血压和糖尿病史。血压一般服药维持在 140～150/90mmHg，空腹血糖在 11mmol/L 左右。最近五六年出现双下肢浮肿，睡眠差。每晚仅能入睡两三个小时，有时整夜难以入眠。夜尿多，每晚五六次；口干，有心慌心跳和头晕等症。自诉去年曾在老家医院体检，维持原来诊断，心电图检查无问题。患者除服用降压降糖药外，平时很少服药。腿肿及失眠未经治疗。

察患者面色黧黑，精神不佳。双下肢膝关节以下现凹陷性水肿，胫骨中段按之如泥，踝关节因水肿无法辨识。

血压：150/90mmHg。心率：88 次/分钟。

脉弦紧，略数。舌质红，舌苔白厚，干。

此少阴证，真武汤方主之。

疏方：制附子 30 克，茯苓 30 克，炒白术 15 克，干姜 15 克，白芍 15 克，炙甘草 15 克，党参 15 克。

3 剂。

嘱：文火久煎 100 分钟，取头煎药液 600mL 即可。餐后 1 小时，温分三服。

12 月 18 日 二诊：自诉药后情况无明显好转，诸症如前；家属称感觉按压双下肢皮肤变软。血压：145/85mmHg。

脉弦紧，舌苔白，舌质红，少津。

守原方继进 3 剂，煎服法同前。

12 月 25 日三诊：患者诉自己守原方前后共服 10 剂。感觉下肢水肿消肿不明显，但腿部皮肤有松些的感觉，双腿行走已较灵活；睡眠有明显改善，每晚已可睡眠三四个小时，较前增加有一两个小时。心慌心跳情况最近未发生，夜尿每晚三四次，口干。

血压：142/82mmHg，心率：82 次/分钟。

脉弦紧，舌苔白干，舌质红。

疏方：制附子 30 克，茯苓 30 克，炒白术 15 克，干姜 15 克，白芍 15 克，炙甘草 15 克，党参 15 克，山茱萸 30 克。

3 剂。

水煎服，每日 1 剂，煎服法同前。

12 月 30 日四诊：患者整体情况明显好转。双下肢皮肤出现皱褶，水肿有消退迹象。自诉口干症状减轻，睡眠再度好转，已能睡四五个小时；夜尿次数减少，每晚两三次。

脉弦紧，舌苔白，舌质红。

守原方继进3剂，煎服法同前。

2009年1月2日复诊：患者诉服药后口干情况好转。

脉弦紧，舌苔白，舌质淡红。

疏方：制附子30克，茯苓30克，炒白术15克，干姜15克，白芍15克，炙甘草15克，党参15克，桂枝15克，生地黄30克。

3剂，煎服法同前。

患者前后十诊，以真武汤加减，共服中药40余剂，至2009年1月底春节前停药。全身症状明显改善，睡眠比原来大有好转，已可睡5个小时左右，夜尿每晚两次。口已不干，精神状态好。双下肢踝关节部位乃有轻微水肿，但较往日已消退大半。血压：140/80mmHg。

因条件所限，此患者治疗前后，可惜未能做相关西医检查检验对比。

评：从患者所提供简单的病史看，该患者应属于西医慢性充血性心力衰竭导致的心源性水肿。其睡眠不好、心慌等症状皆和心力衰竭因素相关。

《伤寒论》真武汤条有二："太阳病，发汗，汗出不解，其人仍发热，心下悸，头眩，身瞤动，振振欲擗地者，真武汤主之。""少阴病，二三日不已，至四五日，腹痛、小便不利、四肢沉重，自下利者，此为有水气。其人或咳，或小便利，或下利，或呕者，真武汤主之。"前者为太阳病变证之发汗伤阳，水气凌心；后者为少阴证腹痛、小便不利、四肢沉重。

《古今名医方论》云："真武一方，为北方行水而设。用三白者，以其燥能治水，淡能伐肾邪而利水，酸能泄肝木以疏水故也。附子辛温大热，必用为佐者何居？盖水之所制者脾，水之所行者肾也，肾为胃关，聚水而从其类。倘肾中无阳，则脾之枢机虽运，而肾之关门不开，水虽欲行，孰为之主？故脾家得附子，则火能生土，而水有所归矣；肾中得附子，则坎阳鼓动，而水有所摄矣。更得芍药之酸，以收肝而敛阴气，阴平阳秘矣。若生姜者，并用以散四肢之水而和胃也。"简单总结就是阳虚水停。

但要注意区分的是，真武汤虽也是脾肾阳虚，但为阳虚轻证，不必具有"脉微细但欲寐"症状，以阳气不运水湿过盛为主。

此患者从始至终未见脉细或微，只见弦紧，此时舍脉从症；虽有口干一症，家兄未为所惑，执定真武一方温阳利水不变，终获成功。

三十九案 三才封髓丹证

肖某男，30 岁，小学教师，赣州市章贡区人。2007 年 7 月 18 日首诊。

主诉：牙龈肿痛 1 个月。

患者自诉牙龈肿痛已经月余，寝食难安，牙医治疗亦未效。嘱张口，见牙龈灰暗，满口阴霾。余即问其是否多服牛黄解毒片？患者十分诧异：您怎么知道？即诉 1 个月来一直服牛黄解毒片，无效。现伴有头晕恶心，四肢乏力，食欲不振。

脉沉细，舌苔白，舌质暗，舌体胖大。

肾虚牙痛，阳衰水泛，三才封髓丹主之。

疏方：砂仁 30 克，盐黄柏 15 克，炙甘草 15 克，骨碎补 30 克，细辛 10 克。

1 剂。

水煎，温分二服。

7 月 19 日复诊，并携其 4 岁女儿前来诊治久咳证。云昨日服中药 1 剂，痛止，昨晚安然入睡。

嘱守原方再进 1 剂即可。

评：经方大家郑钦安先生在《医理真传》中推荐有两个名方：一为封髓丹，一为潜阳丹。封髓丹又称三才封髓丹，该方首见于元《御药院方》一书；潜阳丹方应为郑钦安先生自创。三才封髓丹组方为：黄柏一两，砂仁七钱，炙甘草三钱。砂仁一味现代临床医生用量多在 5～10 克，此方中在 20 克以上。郑钦安先生认为砂仁不单是健脾燥湿药，更有温补肾阳之功。郑老先生对此方评价为："此一方不可轻视，予常亲身阅历，能治一切虚火上冲，牙疼，咳嗽，喘促，面肿，喉痹，耳肿，目赤，鼻塞，遗尿，滑精诸症，屡获奇效，实有出人意外，令人不解者。"家兄屡言，经临床实践，可以证明郑老先生的话毫无夸大之辞。

曾见家兄病案，以此方治疗患者头面疾病者，可以说屡用屡验。关键在于使用时根据病人具体情况，调整砂仁和黄柏的药量比例。在郑老先生原方中，黄柏量大于砂仁量；而在此案中，砂仁量是黄柏量的两倍，实是因该患者阴寒过甚，若无此量何有此速效？

牙疼向有胃火牙疼和肾虚牙疼两种之说，肾虚牙疼又一般理解为肾阴不足虚火上炎，实际临床并非如此；肾阳虚牙疼较胃火牙痛和肾阴虚牙痛可能更为常见。临床少见肾阳虚牙痛的原因，一是编撰教科书的作者对此认识不足，二是大多数中医生因袭已久的惯性思维，导致对此病辨证不准确，而将肾阳虚辨证为肾阴虚的虚火上炎牙疼。此案就是一例典型的肾阳虚牙疼。此类病人一般舍脉从症从舌，只看舌苔白滑，舌体大或有齿印者，即可放胆使用，常是一剂显效，不必再方。

郑钦安先生语此方"至平至常，至神至妙"，此方药专力宏，大有仲景之风。

四十案　三才封髓丹证

黎某女，40 岁，东莞市虎门人。2008 年 11 月 26 日首诊。

主诉：头身疼痛 1 星期。

患者自诉：有原发性高血压史 10 多年，一直遵医嘱服西药降压。血压也一直维持平稳，常在 125/82mmHg 左右。1 周前因寒冷劳累，引起头疼身痛，伴有血压增高，达 150～160/90～100mmHg，按日常服用降压药物无效。睡眠不安，夜尿多，每晚要起 4～5 次。疲倦，嗜睡，不欲饮食，大便稀溏。当地某医院要求其住院治疗，患者拒绝，转请中医治疗。

察：患者神情淡漠，语声低微，少气懒言，肢冷，但无恶风恶寒。测血压 150/100mmHg。

脉沉细缓，舌质暗淡，舌体胖大，有齿印。

肾阳不足，阳气不运，三才封髓丹主之。

处方：砂仁 30 克，盐黄柏 10 克，炙甘草 15 克，桂枝 15 克，骨碎补 30 克。

1 剂。

大火急煎半小时，温分二服。

次日复诊：患者自诉，昨晚一觉睡到天亮，今晨头身痛完全消失。请求不要换方。

测血压 130/85mmHg。

按原方继服 2 剂。

11 月 29 日再诊：诸症完全消失。食欲正常，大小便亦正常。睡眠安好，精神状态完全正常。

脉沉缓，舌质淡，舌体偏大，齿痕已消失。

测血压 120/82mmHg。

处方：中成药附子理中丸按说明书服用 3 个月。

嘱西药按原方案维持，不可自行停服。

评：此案患者临床症状极似少阴四逆汤证，若以四逆辈治之，相信也应该有效，惜二方在此病人身上是无法比较了。察色按脉，先别阴阳，阴阳既明，无论何方，已是相去不远矣。若以三才封髓丹归入四逆辈，想来郑钦安老先生亦无异议。四逆汤回阳救逆，鼓荡周身阳气，势大力沉，过于猛烈。三才封髓丹虽亦温阳，然砂仁佐以黄柏，则全方药性温和，以温阳纳肾、调和阴阳为先。此患者虽有嗜睡疲倦，声低脉细，但更有大便稀溏、夜尿多等症。脾肾阳虚症状虽明显，然未至阳脱致厥。一为阳虚重证急证，一为阳虚轻证缓证。此案家兄以三才封髓丹重用砂仁，药证相符，效果显著，应是更为恰当。

郑钦安老先生努力发明封髓丹、潜阳丹二方，可谓得仲景真传之第一人。

四十一案 三才封髓丹证

柒某女，80 岁，赣州市章贡区人。2009 年 7 月 27 日首诊。

主诉：夜尿多，持续加重 3 个月。

患者自诉：虽已年届 80，但身体一向健康，无高血压、高血脂、糖尿病等病史。不知为何，最近几个月出现夜尿频频，严重影响睡眠，而且逐渐加重。至某医院诊治，经西医检查未能查出病因，医生嘱病人转请中医治疗。患者转某中医院诊治半月余，亦未见效；现患者每晚起夜少则八九次，多则十余次。因睡眠不好，感觉疲倦，精神差，食欲也差。

查患者前医所用处方，多以桂附八味丸或缩泉丸为基本方加减。

血压：110/72mmHg。

脉沉细缓，舌淡，舌体大有齿痕。

肾阳虚衰，水道失控，三才封髓丹主之。

疏方：砂仁 30 克，黄柏 10 克，炙甘草 15 克，益智仁 10 克，炙黄芪 30 克。

1 剂，水煎服。温分二服。

患者次日复诊：诉服药当晚小便即减至两次，已得睡眠。

嘱以原方再进 1 剂巩固疗效。

另处方三才封髓丹合潜阳丹为丸。

疏方：砂仁 100 克，制附子 100 克，盐黄柏 50 克，干姜 100 克，炙甘草 100 克，益智仁 100 克，炙黄芪 100 克，党参 100 克，红枣 100 克。

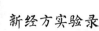

1剂，共研细末，和蜜为丸（9克丸）。每日2次，每次1粒，空腹服。

2009年10月10日，患者因其他疾病就诊，询知现每晚仅夜尿1次。

评：夜尿多在老年人中是一个非常常见的症状，尤其是在患有高血压、糖尿病等及心血管疾病患者中更为多见。西医对此症状基本没有什么好的治疗方法，只有当原病情得到控制时，夜尿症状才可能得到缓解。此症状虽不像疼痛或晕眩给病人造成难以忍受的痛苦，但若长时期如此，病人休息不好，各项功能紊乱，使原发病不易得到控制，易形成恶性循环。

此患者年事已高，西医检查虽未查出夜尿多的原因，但以临床经验考虑，可能还应是心功能不全或内分泌疾病（慢性肾上腺皮质功能不全）所致。每晚起床小便8~10次，次数确实也相当多。

以中医来看，患者首诊诉神疲纳呆，察舌大有齿痕，脉沉，均为脾肾阳虚之象。肾为主水之官，水失其制，必责之肾。以三才封髓丹之温补肾阳，正合其证。方证相对，果然不负所望，一剂知，二剂已。

再以三才封髓丹合潜阳丹为丸，缓缓补益日渐衰微之肾，亦可益寿延年。

前医曾以桂附八味丸和缩泉丸治疗，从理论上说，似乎并不为错，但从这个病人身上并没有看到效果。在前面我们讨论过六味地黄丸和桂附八味丸，不再讨论。

四十二案　三才封髓丹证

陈某男，27岁，南京市人。2010年2月20日首诊。

主诉：咳嗽气喘反复发作1年，加重1天。

患者自诉：咳嗽气喘1年多。基本是每月一发，每发时则气紧气喘，痰多，色白清稀；发作时需用西药激素方能有效控制。日常生活喜饮酒、抽烟、熬夜。因抽烟较多，平时气喘不发作时，早晨起床也总要咳痰1~2口。因患者不信任中医，故每次发作都是用西药，多用抗生素和激素类，消炎平喘、化痰止咳等。曾在某医院诊治，已确诊为过敏性哮喘。昨日劳累后又发，自诉吐痰汹涌，清稀如涕，疲倦无力，怕冷。因家人力陈长期使用西药抗生素和激素之弊，患者勉强同意中药一试。

脉沉细弦，舌苔薄白，滑。

阳虚感寒之少阴证，麻黄附子细辛汤。

疏方：制附子15克，生麻黄10克，北细辛6克，干姜15克，紫苏子15克，炙甘草15克。

2 剂。

2 月 22 日复诊：患者诉服药后竟毫无效验，未有寸功。询其病症，依然咳嗽气喘，咳痰稀白，量多。

脉沉细弦，舌苔白滑，舌质暗。

患者虽有咳嗽咳痰等肺家症状，然表证不显。思唐步祺先生《咳嗽之辨证论治》中所论：咳嗽无非六淫，虽有外敌，但必有家贼。正气内存，邪岂可干？其人虽年少，但疏于养生，已成脾肾阳虚之证。攘外必先安内，予三才封髓丹方。

疏方：砂仁 30 克，生黄柏 15 克，生甘草 30 克，干姜 30 克，茯苓 30 克。

2 剂。

水煎服，每日 1 剂，忌食鱼虾蛋及海鲜。

2 月 24 日三诊：患者诉，此方 1 剂显效，2 剂愈已八九。咳嗽气喘大减，基本已不吐稀白痰，仅有少量白痰咳出。舌质现淡红色，已无暗色，显示缺氧情况有好转。

因中药味道浓烈，患者不惯服中药，不愿再服，求以中成药治疗。

嘱患者服通宣理肺丸 1 星期，继服附子理中丸 3 个月。慎起居，节饮食，戒烟戒酒。

嗣后未再复诊。

评：《金匮要略·痰饮咳嗽病脉证并治第十二》中，仲景先师将饮证分为四种。有痰饮，有悬饮，有溢饮，有支饮。对痰饮病的治疗原则是"当以温药和之"，苓桂术甘汤为痰饮病之主方；这里的"痰饮"，是为狭义之痰饮。在临床，我们常将具有咳喘痰多，或吐涎沫，或胸胁下满，或心悸，或气短，或目眩等症，或甚至关节疼痛等，无论悬饮、溢饮、支饮多列入广义"痰饮"概念中。实际上，对广义痰饮的治疗原则，亦是如此，"病痰饮者，当以温药和之"。

痰为阴邪，任何时候皆以温药为要，即使是病人咳黄痰，也即是临床所说热痰，或湿热夹杂痰，也当如此。在《金匮要略·痰饮咳嗽病脉证并治第十二》和《金匮要略·肺痿肺痈咳嗽上气病脉证并治第七》中，治疗痰饮、咳嗽、肺痿、肺痈者，共计三十四方。除治肺痈的《千金》苇茎汤为纯寒性外，其他三十三个治疗咳嗽痰饮肺痿上气方，或是寒热并用，或是温热为主、寒药副之，或竟全是温热药。如临床常用之大小青龙汤、苓桂术甘汤、麦门冬汤、射干麻黄汤、甘草干姜汤、五苓散、小半夏汤等，莫不如此。

痰饮一证，至后世其理论多有发挥。如"有形无形之痰""怪病多痰""无痰不作眩""饮清痰浊""水停为饮，饮蒸为痰"等等，皆是将现象认作本质，多是对"阴阳"二字领悟不深所致。

更有如喻嘉言所谓"痰因热而生，有热无寒"，那更是搞混阴阳瞎说了。

我们回看本案：该方是由三才封髓丹方和甘草干姜汤加茯苓合成，方内只区区五味药。重用砂仁干姜大热温阳，入肺脾肾三脏，尽驱阴邪，茯苓利水通阳；黄柏燥而入肾，在方中和砂仁比例由原方封髓丹中的3/2降为1/2，反主为客。全方主次分明，干净利落。辨证、处方、择药只在阴阳二字上下功夫，并不在六气脏腑上做文章。

郑钦安先生《医法圆通·肺病咳嗽》篇："审是肝肾阳衰，水邪泛上者，温其肾而咳嗽自已，如真武汤……之类是也"。"目下市习，于咳嗽一证，每每见痰化痰，见咳止咳，所用药品，无非杏仁，贝母，冬花，紫菀，百合，桑皮……一味杂投……由其不知内外各有攸分，阴阳各有实据……"。虽是论咳，痰饮喘咳皆其类也。

推而广之，其他各症莫不如此。

四十三案　三才封髓丹证

杨某男，48岁，东莞市虎门人。2008月10月22日首诊。

主诉：每日早晨流清涕20多年。

患者自诉：20多岁时曾在西北某地服兵役，早晚温差大，每天早晨起床后即流清鼻涕。中午太阳出来后，流涕现象自行消失。曾在部队医院诊治，诊断为鼻中隔弯曲、过敏性鼻炎。行手术治疗后症状稍有好转，流涕有减轻。现在一般在早晨7点起床，起床后，要连续打喷嚏20多个，然后流清涕不止，每天早晨要用掉两小包纸巾。至八九点钟气温增高，流涕亦止。此症状已20多年，虽不致影响生活工作，亦颇为苦恼。其他如食欲、睡眠等方面皆无异常。

脉沉细弦，舌体大，有齿痕，舌质稍暗。

此头面部疾病，再按其舌脉，颇合封髓丹证。

疏方：砂仁30克，盐黄柏15克，炙甘草15克，炒苍耳子10克，辛夷花10克，骨碎补30克。

3剂，水煎服，每日1剂。忌食鱼虾海鲜等。

10月25日二诊：服药后睡眠质量更好，早晨起床后的喷嚏次数减少，流涕无明显减轻。

脉沉细，舌苔白，舌体胖大，质暗。

守原方继进5剂。

11月2日三诊：晨起打喷嚏现象有减轻，每天早晨约打喷嚏五六次即止，清涕减少，质地变稠，口干。

脉沉缓，舌苔薄白，舌体稍大，质暗。

疏方：砂仁25克，黄柏15克，炙甘草15克，桔梗25克，杏仁10克，黄芩5克，骨碎补30克。

5剂。

水煎服，每日1剂。

11月7日四诊：流涕大减，晨起喷嚏三至五次。

脉沉缓，舌苔薄白，舌质稍暗。

疏方：砂仁25克，制附子15克，生黄柏10克，炙鳖甲6克，炙甘草15克，桔梗25克，骨碎补30克。

5剂。小火慢煎1小时以上，温分三服。

11月15日五诊：患者诉，上方服完5剂后，感觉精神大好，精力旺盛，食欲增加。流涕和喷嚏进一步减轻，清涕有时只用一张纸巾就够了。外购3剂，共服8剂。

脉沉缓，舌苔薄白，质淡。

疏方：砂仁25克，制附子15克，炙鳖甲6克，炙甘草15克，桔梗15克，党参15克，茯苓30克。

10剂。嘱小火慢煎1小时，温分三服。若此方服后感觉良好，不必再诊，守方再进10剂即可。

嗣后患者未再就诊，痊愈。

评：郑钦安先生曾有七绝一首专赞三才封髓丹：

阴云四合日光微，转瞬真龙便欲飞。

识得方名封髓意，何忧大地不春归。

此案患者病已二十余年，日日清涕不绝。涕者，津液也；脾肾阳气不足，不能运化，不能敷布散津，出而为涕。脉象沉细，舌质胖大而暗，皆为阳虚之证。以三才封髓丹为主方，步步为营，法度严谨，进退有据。首诊因其脉有弦意，虑其外证，加苍耳辛夷等辛温发散药，以温阳而不留邪；三诊症状已是大有好转，脉象已缓，故换用肺中缓药桔梗杏仁之类。前后 30 余剂，凡五诊，效如园春之草，日有所增，尽在掌握之中。

第五诊处方已是潜阳丹方，诸君注意，不可不知。

家兄至此已是连续五案弘扬封髓丹方，后学若能深刻领会，亦不负苦心矣。

四十四案　潜阳丹证

成某男，52 岁，赣州市章贡区人。2004 年 4 月 15 日首诊。

主诉：夜尿频伴头痛 10 多年。

患者自诉患高血压病已有十五六年，一直按医嘱服用降压药，血压控制在 140～120/90～80mmHg 间。自患高血压后，就出现有头痛症状，头顶隐隐作痛，也不甚剧，可以忍受。头痛时间一般是下午 2 点开始，持续到晚上十一二点，可自行缓解，服止痛药基本无效；头痛症状和血压高低没什么关系。曾经做过很多检查，也未查出原因。夜间尿多，每晚起夜小便三四次，睡眠质量差，口臭。最近几年感觉精神日渐减退，甚至不能胜任日常工作。因工作关系，每星期要陪客喝酒三四次，每次约一斤。

察患者外形壮实，肌肉结实，言语声高，气息重浊。

血压：152/100mmHg，心率约 90 次/分钟。

脉沉数，弦细，舌苔黄白相兼，厚，舌体胖大有齿痕。

脾肾阳虚，潜阳丹加减。

疏方：制附片 45 克，砂仁 30 克，炙甘草 15 克，炙鳖甲 10 克，茯苓 30 克，益智仁 10 克。

2 剂。

嘱：小火久煎 1 个半小时，温分三次服。

4 月 17 日二诊：睡眠大为好转，夜尿减少至每晚只起 1 次。头痛症状减轻大半，精神亦有好转。

血压 140/90mmHg，心率 83 次/分钟。

脉沉细，舌苔白厚，舌体仍胖大有齿痕。

守原方再进 2 剂，按原煎服法。嘱节饮食，慎起居。

4 月 20 日三诊：自诉全身症状进一步好转，头痛症状又有减轻，口臭亦减轻。

血压：135/88mmHg。

脉沉细，舌苔白，舌体大。

疏方：制附片 45 克，砂仁 30 克，炙甘草 15 克，炙鳖甲 6 克，茯苓 30 克，吴茱萸 6 克。

3 剂。按原煎服法。

嗣后未再复诊。

同年 5 月底患者因他疾来诊：诉头痛未再发，整体感觉很好，睡眠好转，已无口臭。夜间小便 1 到 2 次，血压维持在 140～130/90～80mmHg 间。酒仍照喝不误。

评：此案初读似有不可思议处，十余年头痛，寥寥几味，数剂之间竟有如此效果。

考郑钦安先生潜阳丹原方：砂仁 30 克（一两），制附子 24 克（八钱），炙龟板 6 克（二钱），炙甘草 15 克（五钱）。治疗"少阴真气发于上……君火弱……阴气太盛，逼出元阳"所致的"头面浮肿，色青白，身重欲寐"。此欲寐者，实际也是少阴证之轻症者。

观其方名潜阳者，当知其为引火归元之意。砂仁附子俱大辛温辛热之品，入肝脾肾三阴脏，宣一切阴邪，补三脏真阳。郑钦安老先生的再传弟子唐步祺先生善用此方治疗头痛者："即以其无外感可凭，有阳虚之症状足征，而断为阴气逼阳上浮，用潜阳丹一服即效，数剂痊愈"，诚为可信。

郑钦安先生精研仲景《伤寒论》数十年，创此方实补仲景之不逮。四逆汤救阳气之欲脱，潜阳丹引上越之阳归元，实有异曲同工之妙。在对阴阳二字的觉悟上，此公胜人多多："天地一阴阳耳，分之为亿万阴阳，合之为一阴阳；于是以病参就，一病有一病之虚实、一病有一病之阴阳""万病一阴阳耳""发病损伤各有不同，总以阴阳二字为主，阴盛则阳必衰，阳盛则阴必弱，不易之理也""按定阴阳虚实，外感内伤治之，发无不中"。观家兄辨证处方，处处注重阴阳虚实，处处维护阳主阴从，不啻也得郑老先生之真传。

自西风东渐，中医受西医之影响也甚；学艺不精者，往往二者糊涂不清。近世医家，或临床，或著作，如高血压者，多有认定一个"高"字，如有炎症者，必认定一个"火"字，概误以为阳证热证。西医诊断为高血压者，或测得血压有高者，心中先就执定"肝风内动""阴虚阳元"者，必是实证。珍珠母草决明菊花勾藤生地熟地乱投，用之无效，不怪自己辨证不清，反责病人血压顽固难降。殊不知，高血压患者，多是人到中年，即便是脉象弦实，舌苔黄厚，语言高声，外形壮实，看似阳证实证，然而，细察患者舌质必暗，舌体必大，或有夜尿多，或有面色黑，此已现肝肾阳虚之象。辨证当舍脉从舌，舍症从舌。此时若按郑钦安老先生潜阳丹原方原量投之，一两剂间，必效。

此类患者在高血压中常有七八，而所谓"肝肾阴虚""肝阳上亢""肝风内动"者，十不见一，诸君谨记之。

苦口婆心，诚哉斯言。

四十五案　时方案

高某女，2岁半，赣州市章贡区人。2005年10月7日首诊。

是日傍晚约6点半，患儿父母及奶奶抱患儿来家中求诊，诉患儿发热并呕吐腹泻1天，测体温达39℃。观其面红，嗜睡，脱水症状不太明显。询知今天已呕吐3次，腹泻约8次，解水样便。曾自行给服西药阿莫西林蒙脱石散剂等，未效。患儿父母下班回家，见状心急如焚，拟抱来请余先看看，再往儿童医院急诊治疗。

察舌苔白，尚有津液，指纹虽青色尚鲜活。肤无汗灼热，手足稍凉。其他无异常。

因此患儿家系远亲，平素多有走动，知其为人本分。故语：若信任，可中药治疗。如果1剂中药无效，再转请西医治疗不迟。患儿奶奶连连点头：信任信任。余先安慰患儿家人：孩子目前状况还好，应该不会出问题，中药并非人们所说的疗效缓慢，一两剂间必见分晓。

此风寒外感，太阳阳明合病，疏以时方可也。

疏方：防风10克，荆芥穗10克，黄芩4克，柴胡15克，黄连1克，紫苏叶6克，生姜1片，红枣2个。

1剂，只煎1次，取1碗（约250mL），不计次数，频频喂服。

次日上午9点二诊：测患儿体温，已降至38.5℃，未再呕吐。腹泻次数最近12小时减少到2次。

疏方：防风10克，荆芥穗10克，黄芩4克，柴胡10克，黄连1.5克，紫苏叶6克，六曲10克，红枣2个。

1剂。煎服法同前。

另予口服补液盐，嘱按时饮服。

10月8日三诊：测患儿体温已降到37.5℃。呕吐未再作，腹泻最近24小时两次，稀便，量不多，有酸腐气味。

疏方：防风10克，荆芥穗10克，黄芩3克，柴胡5克，黄连1克，六曲10克，炒白术10克，红枣2个。

1剂。煎服法如前。

10月9日四诊：测患儿体温正常，已无腹泻，只是神情稍倦怠，嚷肚子饿。嘱家长少少与淡盐米粥，不可暴食。

再予1剂疏风健脾轻剂善后。

疏方：防风6克，荆芥穗6克，炒白术10克，茯苓10克，六曲6克，炒谷芽6克，大豆黄卷6克。

1剂。煎服法同前。

前后用药4天，每天1剂。询患儿家人，得知总费用不到10元。

痊愈。

评：此案并非经方，甚至无方。余曾问家兄列入此案之意，家兄回答：无他，只是想告诉读者，在你心中对病情有把握、并不会引起医疗纠纷的情况下，尽量选择最简单、最省钱的方法。

此患儿应是一胃肠型感冒（柯萨奇病毒感染），或轮状病毒感染，前者可能性大些。患儿初诊时有发热、腹泻、呕吐等症状。看似凶险，但并没有明显脱水症状。家兄所以敢仅用中医药治疗，亦恃有西医治疗为后盾。

若以西医治疗，以退热、止泻和补充体液避免酸中毒为要，亦必以静脉给药，全程也在3~5天，费用当在500元左右。

不限于中医西医，不限于经方时方，敢于承担责任，胆大、艺高、心细，只选择对病人最有利的方法，才称得上是位好医生。

四十六案　失败病案两例

儿童咳嗽案

段某男，11岁，男，赣州市章贡区人。2006年10月15日首诊。

患儿父母代诉：持续咳嗽1年。患儿于2005年8月参加游泳培训班，某日训练时，突然狂风暴雨大作，气温急剧下降，患儿在泳池边受冻后口唇青紫、寒战，回家后即出现咳嗽、发热。经治疗，发热症状消失，但咳嗽症状一直未治愈。1年来，持续咳嗽，无痰。经多家医院检查，胸部拍片、CT及各项检验，均未发现异常。中西医治疗亦无效果。

察患儿消瘦，面色萎黄，精神不佳。久久咳嗽一两声，无痰咳出。自诉怕冷，手脚冷，疲倦，食欲差，大便干燥。

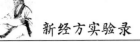

脉沉细，舌苔薄白，少津。

证属少阴，麻黄附子细辛汤主之。

疏方：生麻黄10克，制附子15克，细辛5克，杏仁10克，生姜3片，红枣5个，炙甘草6克。

3剂。水煎服，每日1剂。忌生冷鱼虾蛋类及海鲜。

10月18日复诊：3剂药服完，症状无任何改善，自诉服药后反增口干一症。

脉沉细，弦，舌苔薄黄。

拟以少阳证治之，小柴胡汤加减。

疏方：柴胡10克，炒黄芩5克，党参10克，白芍10克，法半夏15克，紫苏叶10克，生姜3片，红枣5个，炙甘草6克。

3剂。水煎服，每日1剂。

10月21日三诊：药后绝无动静，患儿依然咳嗽如故。其他症状仍为口干，怕冷，大便干燥，精神差。

脉沉细弦，舌苔薄白，少津。

柴胡证仍在，少阳太阴合病。

疏方：柴胡10克，党参10克，白芍10克，制附子10克，干姜6克，瓜蒌根10克，红枣5个，炙甘草6克。

3剂。水煎服，每日1剂。

10月24日四诊：患儿3剂药服完，仍无任何回应。

观此患儿脉证，自认为辨证认证当无问题，何以无效？不得其解。思之再三，建议患儿父母转请他医诊治。

半年后偶遇患儿父母，询患儿病况，知其咳嗽一症已愈：有针灸医生，先以左旋咪唑片每晚75mg，连服1周。再施以针灸治疗，一个月后痊愈。

评：从该案患儿最终结果看，有可能是一例蛔虫症引起的咳嗽（不能确定），蛔虫症引起的咳嗽早有报道。如果此例咳嗽确是蛔虫症引起，咳嗽时间长达1年多，则也属少见。左旋咪唑作为驱虫剂，除驱虫作用外，亦有很好的增强免疫力作用，在此案中此作用不可忽视。

针灸医生所施治法，亦经验之举，值得学习。

此案中，家兄的辨证当然是不准确的，中医诊断唯一验证方法就是药后效果。从患儿的症状看，辨证为三阴合病似乎更为恰当，如以四逆辈合乌梅丸或可有效。

小柴胡汤致发热案

李某女，64 岁，兰州人。2011 年 10 月 31 日首诊。

主诉：口干伴有失眠 10 年。

患者自诉：10 年前因子宫肌瘤行子宫切除手术。术后即出现口干失眠症状，口中干燥如嚼木炭，绝无唾液。饮水并不多，少少润喉即可。睡眠差，夜尿多，每晚四五次。精神差，易疲劳，心烦怕冷。无高血压、糖尿病等。近年西医体检未发现其他异常。

察患者消瘦，面色萎黄，精神萎靡不振，少气懒言。

脉象细弦。舌苔薄白，干，舌质暗红。

此少阳病，柴胡汤证。

疏方：柴胡 20 克，黄芩 6 克，党参 15 克，姜半夏 25 克，白芍 15 克，红枣 7 个，炙甘草 15 克，瓜蒌根 15 克。

2 剂。

水煎服，每日 1 剂。

次日（11 月 1 日）患者即复诊，云：昨天下午服药，昨晚发热达 39℃，今日上午稍退热，自觉并未受凉感冒。询问是否服中药后的反应？

余不能确定原因，嘱按感冒对症治疗，暂停中药。用退热药后，次日烧退。

11 月 11 日患者再次就诊。主诉症状仍为口干、失眠及烦躁。

脉细弦，舌苔白、干，舌质红瘦。

观其证仍为少阳病，故仍疏以小柴胡汤 2 剂。

疏方：北柴胡 15 克，黄芩 6 克，党参 15 克，姜半夏 25 克，白芍 15 克，茯苓 25 克，红枣 7 个，炙甘草 15 克。

2 剂。水煎服，每日 1 剂。

殊知患者当日服中药后，至晚间再度高烧，达 38.6℃。再以西药对症治疗，次日热退。

按患者主症及脉舌，少阳病证具，小柴胡汤应当无误。何以两次服药皆出现高烧症状？不得其解。

1 周后，患者至广州某医院行全面体检，除老年退行性病变外，未发现其他异常。

嗣后患者未再就诊。

评：小柴胡汤引起发热一症，临床未见过有报道。

该案中医辨证为少阳证，处以小柴胡汤方，亦是符合脉证。中医理论解释何以发热？余才疏学浅，无法置评，有识之士有以教我，不胜感激。

此案患者在二诊引起发热后约 10 天，因疲乏症状加重，入广州某医院住院治疗。再次检查的结果显示，患者白血球下降，肝细胞有损害。在西医药治疗半月后，患者痊愈出院。

小柴胡汤是个临床常用有效的、也较安全的方剂。在此案中，虽不能确定是方剂中的哪种药物引起肝细胞损害，但从两次服小柴胡汤后，立即引起发热看，应该是和服用小柴胡汤有关系。

在日本经方方证相对的使用中，小柴胡汤是最为广泛应用的处方，几乎成为包治百病的良方。按严格的方证对应或辨证论治来衡量，有些甚至根本就不是小柴胡汤证者亦用小柴胡汤治疗。在 1994 年日本厚生省就小柴胡汤对改善肝病患者的肝功能障碍之功效予以肯定后，小柴胡汤方作为肝病用药被正式收入日本国家药典，结果全日本出现了百万肝病患者同服这一处方的盛况。然而，自 1994 年以来，临床报道有些慢性肝炎患者，因服用小柴胡汤产生副作用，导致间质性肺炎，其中更有十余例死亡。为此，日本《朝日新闻》2000 年 1 月 25 日宣布，日本厚生省禁止使用中药小柴胡汤。将百万人众间发生的仅仅十余例间质性肺炎归之于服用小柴胡汤方，虽说可疑，却也不可掉以轻心。

以下为二版增补病案。

四十七案　不孕症案

陈某女，29 岁，已婚，清远市清城区人。2015 年 11 月 17 日首诊。

主诉：痛经并不孕 8 年。

现病史：患者 20 岁结婚，次年足月顺产一子，今已 8 岁。产后未避孕，嗣后 8 年亦再未受孕。现睡眠差，食欲差，精神亦差。怕冷，大便稀溏，日解 1 次。月经量少，痛经，经期每月提前 5～7 天。曾往西医检查治疗，诊断子宫肌瘤和继发性不孕。自诉其他如通水、化验等检查无明显异常。最近 5 年中西医多方治疗不孕，未效。

察：患者面白消瘦，精神状态尚可。肤冷，手足不温。

脉沉、细数，舌苔薄白，舌质淡红。

此中下焦虚寒、脾肾阳虚之证。太阴少阴证在，温经汤加减可也。

疏方：制附片 25 克，吴茱萸 10 克，干姜 15 克，茯苓 25 克，炒白术 15

克，白芍 15 克，当归 6 克，桂枝 15 克，党参 15 克，炙甘草 15 克，川芎 6 克，红枣 5 个。

5 剂。小火煎 100 分钟，取汁 600mL，分三四次服。于月经净后 3 天开始服药。

下月行经后再诊。

12 月 15 日二诊：本次行经痛经明显减轻。食欲增进，大便正常，睡眠明显好转，精神状态转佳。其他无变化。

脉舌同前。

嘱守原方继进 5 剂。下月再诊。

2016 年 1 月 19 日三诊：本次行经未出现痛经症状，经期提前 3 天，经量仍少。整体症状进一步好转。食欲、睡眠、大便等基本正常。

脉沉细，舌苔薄白，舌质淡红。

疏方：制附片 25 克，吴茱萸 6 克，干姜 10 克，茯苓 25 克，白芍 15 克，当归 6 克，桂枝 15 克，党参 15 克，益母草 10 克，炙甘草 15 克，川芎 6 克，红枣 5 个。

5 剂。煎服法同前。下月再诊。

2 月 27 日四诊：无痛经，经量有所增加，但仍似不足。食欲睡眠皆正常，其他无不适。

嘱守三诊方再进 5 剂。

4 月 11 日五诊：患者诉 3 月份月经至今未至，尿验孕阴性。近日睡眠不安，胸前不适，心烦胸闷。

察：舌质正常。脉象疑似孕脉。

予小柴胡汤 2 剂。

疏方：柴胡 20 克，黄芩 10 克，姜半夏 25 克，白芍 20 克，党参 15 克，当归 10 克，炙甘草 15 克，红枣 5 个，生姜 10 克。

2 剂。水煎服，每日 1 剂。

嘱其宽心不必过虑。

1 周后尿验孕阳性，即往清远某妇幼保健院检查，确诊早孕。预产期为 2016 年 12 月 4 日。

2016 年 10 月 9 日顺产一健康女婴。

评：子宫肌瘤是女性继发性不孕的重要原因。此案患者虽未提供医院检查报告，但相信自诉是可信的。前后凡五诊，服用温经汤 4 个月仅 20 剂。八年痼疾，一朝怀孕，亦是可喜。

家兄治疗此女不孕亦如一向治疗月经不调，只认准脾肾阳虚太阴少阴证在。终是修栈道渡陈仓，不治而治。尝就教家兄，为何调经处方用药一般一月5~8剂，极少月服10剂以上者？云：一者，月经不调一证，无论寒瘀热结，多为累积而成，需缓缓图之。二者，病有变化，数剂之后无论更方与否，患者再诊可以做到心中有数。大多时间医生不能判定1周后的病情变化。三者，中药并不好喝，首先要让病人接受。能让病人少喝点就少喝点，得效即止是最高境界。深以为然。

四十八案　封髓丹证两例

1. 易某荣，男，46岁，电焊工，赣州市人。2018年5月16日首诊。

主诉：全身皮肤瘙痒3年。

患者主诉：皮肤瘙痒3年多，西医诊断不明。电焊工作时如熏有铁器味道则症状加重，发作时皮肤无红无肿，只感觉瘙痒，四肢和胸、背部较重，抓挠后皮肤破损有渗出液，然后结痂遗留黑色瘢痕。曾经中、西医治疗未效。食纳、大小便、睡眠皆正常；血压血糖及西医其他检查正常。

脉缓，舌体大，淡有齿痕。

处方：封髓丹加减。

砂仁20克，黄柏15克，甘草10克，桂枝15克，白芍15克，大枣5枚，生姜3片，防风10克，生龙骨20克，生牡蛎20克。

3剂。水煎服，每日1剂。

6月10日二诊：服药后症状十去七八，瘙痒大为减轻。

脉舌无变化。

药已中的，效不更方，守原方5剂。

2. 肖某女，49岁，赣州市人。2018年5月27日首诊。

主诉：左面部抽搐痛3年余。

患者主诉：三四年前出现月经紊乱，随后绝经。在此期间出现睡眠不安，左面部抽搐。3年来经西、中医治疗未效。最近有逐渐加重趋势，面部每日抽搐痛10余次，手不能碰，如触电感，有时洗脸也不敢洗。除睡眠欠佳外，其他情况正常。

脉沉缓，舌质淡，舌体稍大。

处方：封髓丹加减。

砂仁 25 克，盐黄柏 15 克，炙甘草 15 克，骨碎补 30 克，刺蒺藜 10 克，防风 10 克，细辛 12 克，当归 5 克。

3 剂。水煎服，每日 1 剂。

5 月 30 日二诊：自诉感觉稍有好转，睡眠稍好，大便干燥。

脉舌同前。

药已中病，原方稍加量。

砂仁 30 克，盐黄柏 15 克，炙甘草 15 克，骨碎补 30 克，刺蒺藜 10 克，防风 10 克，细辛 15 克，当归 8 克。

5 剂。水煎服，每日 1 剂。

2018 年 6 月 5 日三诊：病情大有好转，每日抽搐痛 1～2 次，手指已可以按压面部痛处。

守二诊方 5 剂。

6 月 11 日四诊：基本恢复正常，隔日或有一两次轻微抽搐痛。

守方 5 剂。

按：病案原写有辨证理法，家兄嘱将其删除。曰：所谓理法辨证理论是仁智各见，多是事后完成，不必固执；方药以心悟为要，贵在变通。后，家兄将此二案作为小品发给学苑出版社陈辉社长，陈社建议还是将辨证理法思路补上，以"授人以渔"，颇令我为难。若以脾肾、气血、脏腑、阴阳甚至经络，揣测家兄辨证理法，写成文章自也可天衣无缝难以辩驳，但又怕有违家兄意思。左右为难之际，突然想起十年前一案，令我思路大开：2007 年夏，门诊来一 60 余岁高血压男病人，病人主诉症状已忘了，但病人有一要求则让我印象深刻，病人张嘴伸舌，说舌头色紫暗已月余，服中药活血化瘀无效，要求将其舌头紫暗色消除。当时察患者舌体大，润，紫暗。家兄以封髓丹加减共五六味药，其中砂仁 30 克，2 剂。前后二诊，共 4 剂，舌质恢复正常。再思家兄对《伤寒论》一书看法，在家兄著作《新经方实验录》一书中一再强调"但见一证便是"。联系以上二案，皆有"舌体大、淡"症状，或可得出"但见舌体胖大色淡一症者便是封髓丹证"结论？

郑钦安先生曰封髓丹"可宣中宫一切阴霾"，家兄曰封髓丹为"四逆辈"，皆病机也。

兹后家兄嘱：若有值得一记之医案，勿再杜撰理法。一者符合家兄学术思想，二则以免误导来者。从兹案始将不再议论。

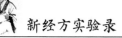

四十九案　崩漏案

丁某女，46，赣州人。2018 年 5 月 19 日首诊。

主诉：月经淋漓不断半个月。

病史：睡眠差，疲乏半年。本月月经量多，经行半月淋漓不尽。

本院某中医生以八珍汤加减：当归 10 克，川芎 10 克，熟地黄 10 克，白芍 15 克，赤芍 10 克，党参 15 克，白术 10 克，茯苓 10 克，甘草 6 克，黄芪 30 克，制首乌 10 克，大枣 10 克。

7 剂。

5 月 27 日转诊：上方服后无任何效用。

脉沉缓，舌体大，质淡。

处方：附片 15 克，吴茱萸 10 克，干姜 10 克，茯苓 25 克，桂枝 15 克，白芍 15 克，炙甘草 10 克，当归 6 克，丹皮 10 克，党参 15 克，川芎 6 克。

3 剂。水煎服，每日 1 剂。

6 月 10 日三诊：3 剂药后血止。该次就诊为咳嗽，恶寒。

脉浮紧，苔白质淡。

建议超声检查，报告示子宫前壁见 2.9cm×2.9cm 强回声团，子宫直肠窝见 2.9cm×1.5cm 液性暗区。提示子宫肌瘤和盆腔积液。

处方一：麻黄 10 克，杏仁 10 克，甘草 10 克，姜半夏 20 克，桔梗 15 克，防风 10 克，紫苏叶 10 克，干姜 10 克，大枣 20 克。

3 剂。水煎服，每日 1 剂。

处方二：吴茱萸 100 克，桂枝 100 克，白芍 100 克，党参 100 克，牡丹皮 100 克，茯苓 100 克，当归 100 克，川芎 100 克，炙甘草 100 克，炒王不留行 100 克，醋三棱 50 克，炒穿山甲片 10 克。

1 剂。共研细末，炼蜜为 9 克丸。每日 2 次，每次 1 粒。

6 月 17 日四诊：经行 3 天，昨日突然出血量大增，倦乏。上次处方二中药丸尚未制好。

脉细缓，舌质淡。

处方：炮姜 30 克，炙甘草 25 克，阿胶 6 克，艾叶 10 克，牡丹皮 10 克，仙鹤草 10 克，党参 15 克，白芍 15 克，炒白术 15 克，大枣 20 克。

3 剂。水煎服。

7 月 19 日五诊：

中药丸已服用 1 个月，还有约 10 天量。本月月经正常，疲乏和睡眠不好等症状基本消失。

8月14日六诊：月经恢复正常，B超检查子宫肌瘤和盆腔积液象完全消失。患者要求守6月10日方丸药再进1剂。

五十案 失眠案七例

1. 刘某女，48岁，赣州章贡区人。2018年8月2日首诊。

主诉：失眠5年。

患者主诉：严重失眠四五年，每晚仅睡两三个小时，有时整晚不睡。停经半年，怕冷。

脉沉细，舌淡。

处方：吴茱萸10克，党参15克，桂枝15克，白芍15克，茯苓25克，当归10克，附片15克，干姜10克，炙甘草10克，柴胡10克，香附10克，大枣20克。

6剂。水煎服，每日1剂。

8月8日二诊：睡眠无明显好转，脉舌同前。

处方：吴茱萸10克，桂枝15克，白芍15克，党参15克，干姜10克，柴胡15克，姜半夏25克，当归10克，香附10克，川芎6克，益母草10克，红枣20克。

3剂。水煎服，每日1剂。

8月16日三诊：睡眠有好转，每晚能睡5个小时，怕冷依然明显。

脉舌同前。

处方：附片25克，干姜15克，吴茱萸10克，党参15克，桂枝15克，当归5克，茺蔚子10克，丹皮10克，红枣20克，川芎10克。

3剂。水煎服，每日1剂。

8月24日四诊：药后诸症皆有好转。

脉沉缓。

守三诊方6剂。

10月14日五诊：前日已来例假，量少，色黑，怕冷。睡眠已基本恢复正常，能睡五六个小时。

脉沉。

处方：茯苓25克，苏梗10克，白芍15克，桂枝15克，党参15克，当归10克，川芎10克，吴茱萸10克，益母草10克，炒王不留行10克，附片15克。

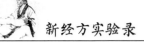

6剂。嘱月经结束后第三天始煎服。

2. 刘某男，46岁，赣州市章贡区人。2018年10月22日首诊。

主诉：失眠5年。

患者诉失眠症已5年整，每晚仅睡一两个小时，夜尿多达七八次，性功能下降。因工作关系应酬多，饮酒及膏粱厚味较多。外形壮实，声高气粗。

血压：110/90mmHg。

脉沉弦，舌体大，色暗。

处方：砂仁15克，黄柏10克，附片25克，茯苓25克，醋龟板6克，生龙骨20克，生牡蛎20克，生甘草10克。

5剂。水煎服，每日1剂。

10月26日二诊：药后睡眠大有好转，大便也较前顺畅。一诊中药尚剩1剂，患者今日得空过来，要求按原方再抓几剂。

守原方加沙苑子12克。5剂。

后半年，患者隔十多天就到本院要求按原方抓药五六剂。自诉服药后诸症皆有好转。

3. 赵某女，退休教师，90岁，赣州市章贡区人。2018年10月6日首诊。

主诉：睡眠不好30余年。

自诉失眠三四十年，晚10点睡至半夜两三点醒后再难入睡，其他无异常。西医检查血压、血脂、血糖皆正常。

脉弦，舌淡。

处方：砂仁15克，干姜10克，附片25克，甘草10克，醋龟板6克，白术10克，白芍15克，黄芪15克，益智仁10克，茯苓25克。

5剂。水煎服，每日1剂。

第二天下午患者家属来电话询问：患者昨天服药后当晚9点就睡了，一觉睡到今晨7点方起床，中午又接着睡午觉，这是从来没有过的现象。家人担心异常，故来电询问。嘱家属注意观察，不必过虑。

后1周患者夜间睡眠和常人无异。

4. 匡某女，68岁，赣州市章贡区人。2018年10月14日首诊。

主诉：失眠10余年。

自诉睡眠不好已有 10 多年，怕冷，有胃病史。外观消瘦，面色憔悴。

脉沉细缓，舌淡苔白。

处方：砂仁 10 克，干姜 10 克，醋龟板 6 克，盐黄柏 6 克，茯苓 25 克，附片 25 克，炙甘草 10 克，党参 15 克，煅龙骨 20 克，煅牡蛎 20 克，浮小麦 15 克。

3 剂。水煎服，每日 1 剂。

10 月 18 日二诊：诉服首剂药当晚即能安稳入睡，服药 3 天睡眠品质都很好。

原方再进 3 剂。

5. 钟某女，52 岁，赣州市章贡区人。2018 年 9 月 5 日首诊。

主诉：失眠 10 余年，加重伴有皮疹 1 个月。

自诉睡眠一向不好，近几年每晚仅能睡两三个小时，睡眠浅易惊醒。停经已七八年，消瘦。近 1 个月全身皮肤出现风疹，瘙痒。

脉沉细缓，舌质淡。

处方：桂枝 15 克，白芍 15 克，党参 15 克，姜半夏 25 克，生龙骨 20 克，生牡蛎 20 克，防风 10 克，当归 10 克，生甘草 6 克，红枣 20 克，茯苓 25 克，丝瓜络 10 克。

3 剂。水煎服，每日 1 剂。

9 月 14 日二诊：风疹消失，但睡眠不好症状明显无改善。

脉细缓，舌质淡。

处方：姜半夏 30 克，浮小麦 15 克，茯苓 25 克，香附 10 克，党参 15 克，白术 10 克，丹参 10 克，甘草 10 克，桂枝 15 克，白芍 15 克，煅龙骨 20 克，煅牡蛎 20 克，生姜 3 片，红枣 20 克。

3 剂。水煎服，每日 1 剂。

9 月 18 日三诊：睡眠有明显改善，每晚可睡五六个小时，睡眠质量提高。

脉细缓。

守原方继进 3 剂。

注：二诊为半夏秫米汤变化方。

6. 刘某男，63 岁，赣州市章贡区人。2019 年 12 月 17 日首诊。

主诉：失眠 10 余年。

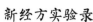

患者于 2000 年下岗后为生计奔波，颇为辛苦，经常心烦失眠，现退休后也未能恢复正常。现每晚睡眠只有两三个小时，常常半夜小便后睁眼到天明。血压偏高，服西药安内真每日 1 粒维持。

脉沉弦，舌苔白舌质淡。

处方：附片 15 克，砂仁 15 克，甘草 10 克，乌药 10 克，益智仁 10 克，茯苓 25 克，干姜 10 克，龟板 6 克，煅龙骨 30 克，煅牡蛎 30 克。

3 剂。水煎服，每日 1 剂。

12 月 20 日二诊：症状有所减轻，睡眠时间增加 1 个多小时。

守原方再进 3 剂。

12 月 24 日三诊：患者自认为睡眠已是非常好，早晨睡至 8 点需老母亲叫起床。唯觉下肢行走时发软，腰背有冷感。其他无异常。

处方：干姜 25 克，茯苓 25 克，炒白术 15 克，甘草 10 克，乌药 10 克，益智仁 10 克，沙苑子 10 克，骨碎补 25 克，川牛膝 10 克，鹿衔草 15 克，桂枝 15 克，白芍 15 克。

3 剂。水煎服，每日 1 剂。

7. 唐某女，54 岁，库尔勒人。2022 年 3 月 15 日首诊。

主诉：失眠 10 年。

患者有 10 年的的失眠病史。45 岁停经，有痛经病史，行经时小腹冷痛和轻度胸乳胀痛。现夜尿多，怕冷。每晚需服用艾司唑仑帮助入睡。

脉沉细，舌苔白质淡。

处方：吴茱萸 12 克，桂枝 15 克，白芍 15 克，茯苓 30 克，当归 10 克，川芎 10 克，丹参 10 克，龙骨 30 克，麦冬 10 克，益母草 10 克，乌药 10 克，益智仁 10 克，小茴香 5 克，党参 15 克，大枣 5 个，炙甘草 10 克。

5 剂。水煎服，每日 1 剂。

4 月 21 日二诊：第一剂药服药后半小时就昏昏欲睡，患者感觉不可思议；当晚睡得很好，在服药期间不仅晚上睡眠好，连中午觉也好睡。停药后睡眠质量慢慢下降，现在虽未回到以前整夜不能睡的状态，但又需服用艾司唑仑才能入睡。要求原方再开 7 剂。

五十一案　肺痿案

林某男，50 岁，赣州市人。2018 年 8 月 16 日首诊。

主诉：咳嗽、气紧胸闷3年。

患者自诉10多年前曾在钨矿工作，3年前已确诊为硅肺病。现气紧，咳嗽，少量黄痰。睡眠不好，神疲，面白，纳呆。

脉沉细无力，舌淡体大。

处方：干姜25克，炙甘草15克，桔梗15克，党参15克，附片15克，茯苓25克，炒紫苏子15克，杏仁10克，黄芩10克，防风10克，白术15克，红枣20克。

5剂。水煎服，每日1剂。

9月2日二诊：药后效果不显，无明显动静。

脉沉细，舌苔白，质淡。

处方：炙甘草25克，桂枝15克，茯苓25克，白芍15克，党参15克，制附片20克，干姜15克，麦冬10克，桔梗15克，黄芪15克，白术15克，红枣20克。生猪皮（刮净油）手掌大1块、米酒1小碗同煎。

5剂。每日1剂，水煎服。

配合少量西药治疗：左氧氟沙星0.2克，每天2次。

9月9日三诊：黄痰消失，清痰量多，无力咳出。服药后睡眠有改善，精神好转，其他同前。

舌脉同前。

守中药原方再进5剂，西药停用。

9月16日四诊：食欲增加，睡眠质量提高，精神明显好转。仍有清痰，无力咳出，气紧。

脉沉细，舌淡。

处方：白附片25克，白芍15克，白术15克，炒紫苏子15克，党参15克，炙甘草25克，生地黄25克，麦冬15克，干姜15克，黄柏10克，砂仁10克，桔梗25克。生猪皮（刮净油）手掌大1块、米酒1小碗同煎。

5剂。每日1剂，水煎服。

9月23日五诊：患者未面诊，家属前来要求按前方再开药。言药后情况尚可，各方面症状有所好转。

注：用生猪皮代替阿胶可减轻患者经济负担。

五十二案　头晕重症五例

1. 庄某女，62岁，赣州市章贡区人。2018年10月12日首诊。

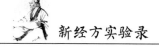

主诉：头晕半年多。

自诉头晕半年，检查颈椎、头部 CT 无异常。曾中西医治疗，未效。

脉沉，苔白，舌大。

处方：附片 25 克，桂枝 15 克，白芍 15 克，茯苓 25 克，红枣 20 克，干姜 10 克，甘草 10 克，藁本 10 克，醋龟板 6 克，丝瓜络 10 克。

3 剂。水煎服，每日 1 剂。

10 月 15 日二诊：药后大好，头晕症状减轻七八。

守原方继进 3 剂。

2. 周某女，69 岁，赣州市章贡区人。2018 年 10 月 31 日初诊。

主诉：头晕 1 年。

自诉头晕年余，夜尿多达五六次。有高血压病 10 年，一直在服安内真。

脉沉，舌淡体大。

处方：砂仁 15 克，盐黄柏 10 克，炙甘草 10 克，藁本 10 克，党参 15 克，丹参 10 克，茯苓 25 克，附片 10 克，干姜 10 克，葛根 15 克，天麻 10 克。

3 剂。水煎服，每日 1 剂。

1 周后随访，头晕症状完全消失。

3. 谢某女，57 岁，赣州市章贡区人。2019 年 6 月 24 日首诊。

主诉：头晕半年多。

自诉从年前开始出现头晕，行动困难。经西医检查头、颈、耳等都未发现大问题，无"三高"病史。

脉沉，舌淡。

处方：制附子 45 克，干姜 25 克，桂枝 25 克，茯苓 30 克，白芍 25 克，炙甘草 15 克，红枣 20 克，党参 25 克，川芎 10 克。3～7 岁男童子尿 1 小杯兑服。

2 剂。水煎服，每日 1 剂。

6 月 27 日二诊：头晕症状减轻八九。怕冷。

脉沉，舌淡。

处方：制附子 30 克，干姜 15 克，炒白术 15 克，白芍 15 克，党参 20 克，茯苓 30 克，砂仁 15 克，黄柏 10 克，甘草 10 克。

3 剂。水煎服，每日 1 剂。

7月4日三诊：头晕症状消失，但偶有心悸，要求巩固治疗。

处方：制附子180克，炒白术90克，白芍90克，干姜90克，茯苓180克，党参120克，砂仁90克，盐黄柏60克，丹参60克，炙甘草60克，姜厚朴60克。

1剂。研细末制水筛丸。每日两次，每次10克，早晚空腹服。

4. 肖某女，63岁，赣州市章贡区人。2019年7月10日首诊。

主诉：头晕10余年。

患者诉平时头晕常有晕倒在地，不敢一人上街已有10余年。并有睡眠不好、口干等症。无"三高"病史，现代医学各项检查也未发现大问题，最后仅诊断为耳石症。

脉细沉数，舌红少津。

处方：桂枝15克，白芍15克，茯苓25克，制附子25克，干姜15克，丝瓜络10克，藁本10克，瓜蒌皮10克，薤白6克，党参20克，炙甘草10克，麦冬15克。

3剂。水煎服，每日1剂。

7月13日二诊：药后头晕症状无明显改善，但睡眠好转。

方向正确，病重药轻。

处方：制附子45克，干姜25克，茯苓30克，白芍15克，桂枝15克，炙甘草20克，红枣20克，红景天10克，葛根25克。

3剂。水煎服，每日1剂。

7月17日三诊：患者家属诉，患者多年来不敢坐汽车，日前因家乡水灾房屋被淹，昨天坐车回老家于都县乡下察看，一路未出现头晕现象。当天来回精神也好，自诉头晕症状减轻七八。

守二诊方，3剂。

7月20日四诊：自诉头晕症状和原有手脚冷麻现象大部消失，但口干。

守前方加天花粉15克，3剂。

7月23日五诊：患者自行就诊，诉症状基本消失。为巩固疗效见，守前方3剂。

5. 肖某男，60岁，赣州市章贡区人。2020年1月3日首诊。

主诉：头晕失眠半个月。

患者患"三高"症10余年，一直服用降压药、降糖药。平时不忌口，喜膏粱厚味。半个月前出现头晕失眠，夜尿多，原有疲乏症状加重，行走无力。目前在某医院住院治疗已1周，每日测血压在150～160/90～100mmHg。空腹血糖10.0～11.0mmol/L，服用西药不详。自觉症状未能控制。

脉弦紧，舌苔厚腻，黄白相兼。

处方：砂仁15克，黄柏15克，甘草10克，附子25克，干姜15克，龟板6克，桂枝15克，白芍15克，茯苓25克，川芎15克，葛根15克。

5剂。水煎服，每日1剂。

1月8日二诊：诸症大有好转，夜尿1次，头晕消失，精神好转。服药3剂后血压已降至140～130/90～85mmHg，空腹血糖7.0～7.5mmol/L。

守原方去川芎葛根。

处方：砂仁15克，黄柏15克，甘草10克，附子25克，干姜15克，龟板6克，桂枝15克，白芍15克，茯苓25克。

7剂。水煎服，每日1剂。

五十三案　心悸案

王某女，70岁，赣州市章贡区人。2018年10月10日首诊。

主诉：头晕心悸加重半年。

患者于40年前已确诊为家族性心脏病（此患者40年前在赣州市中医院住院，余师从刘玉梅老师，经刘老师确诊）。最近半年心悸、头晕加重，身痛，腰难伸直，步行困难。睡眠差，难平卧，神疲纳呆；头面皆有轻度浮肿。

脉细数代，舌大，色暗。

处方：附片25克，桂枝15克，干姜15克，白芍15克，炙甘草15克，茯苓25克，瓜蒌皮15克，薤白6克，麦冬10克，党参15克，黄芪15克。米酒1杯同煎。

3剂。水煎服，每日1剂。

10月14日二诊：诸症皆有明显好转。

守原方3剂。

10月18日三诊：自诉尚有身痛，心悸大有好转，睡眠改善。

脉细数。

处方：附片25克，桂枝15克，白芍15克，茯苓25克，干姜15克，炙甘草15克，炒白术10克，党参15克，丹参10克，麦冬10克，丝瓜络

10 克。

3 剂。水煎服，每日 1 剂。

10 月 21 日四诊：自诉感觉服首诊方更为舒适。

守一诊方 3 剂。

处方：附片 25 克，桂枝 15 克，干姜 15 克，白芍 15 克，炙甘草 15 克，茯苓 25 克，瓜蒌皮 15 克，薤白 6 克，麦冬 10 克，党参 15 克，黄芪 15 克。米酒一杯同煎。

3 剂。水煎服，每日 1 剂。

10 月 25 日五诊：诸症皆大有好转，基本已无心悸症状。睡眠好，面部浮肿基本消失。已可自己独自步行上楼就诊。

守前方 3 剂。

五十四案　老年夏季热案两例

1. 郭某男，84 岁，赣州市人。2019 年 7 月 23 日首诊。

主诉：发热 1 周，伴汗大，夜尿多。

患者原有高血压病和老年认知障碍症多年，近几年每到夏季就有发热现象出现，去年亦曾在此处就诊。本次发热出现于六天前，伴有夜尿频，一夜五六次。自汗出，疲乏。其他无异常。

脉沉细，舌苔白。

处方：桂枝 15 克，白芍 15 克，干姜 10 克，大枣 5 个，制附片 10 克，防风 10 克，炒白术 15 克，党参 25 克，乌药 10 克，益智仁 10 克。

3 剂。水煎服，每日 1 剂。

7 月 28 日二诊：患者自诉服药后 1 剂即效，3 剂服完发热症状消失，出汗夜尿现象也大为好转。

处方：守原方加麦冬 10 克。

3 剂。

痊愈。

2. 姚某男，71 岁，克拉玛依市人。2021 年 6 月 14 日首诊。

主诉：发热半月，身疼嗜睡。

家属代诉：患者既往有高血压病史 10 余年，偶有偏头痛。半月前出现低热，血常规生化等检查没有发现问题。1 周前在某中医门诊诊断为阴虚发热。

处方：白芷 12 克，北沙参 15 克，地骨皮 15 克，银柴胡 10 克，葛根 20 克，黄芩 10 克，石膏 15 克，羌活 10 克，桔梗 10 克，甘草 4 克。5 剂。服完未有效果。

现患者每天上午 37℃左右，到下午达 38℃。嗜睡，疲乏，身疼痛。尤其是夜尿频，隔 1 小时就 1 次。

舌苔厚，黄白相兼。

未诊脉。

处方：制附子 18 克，桂枝 15 克，白芍 15 克，干姜 10 克，砂仁 10 克，防风 15 克，龙骨 30 克，牡蛎 25 克，茯苓 30 克，甘草 15 克。

2 剂。每日 1 剂，小火煎 1 小时以上。小口慢饮，勿空腹服。

患者服完第一剂专门到诊室反馈信息：体温有下降约 0.3℃，夜尿约 3 个小时 1 次，次数有减少。

6 月 16 日二诊：效不更方，守原方 3 剂。

3 剂服完，患者告知症状完全消失。

痊愈。

五十五案　癫痫案两例

1. 陈某女，54 岁，赣州市章贡区人。2018 年 12 月 14 日首诊。

主诉：经常性晕厥 6 月余。

患者自诉于 20 多年前曾行脑瘤手术，术后一直平稳，工作和生活无问题。半年前突然出现多次昏厥、抽搐症状。月前至某医院住院，诊断为癫痫，昨日出院。嘱每日服卡马西平 0.1 克维持量。

现睡眠差，头昏，心悸，气紧；时有肌肉紧张感和晕厥感。

脉细数，舌苔白，质淡。

处方：制附片 25 克，桂枝 25 克，茯苓 30 克，白芍 15 克，炙甘草 15 克，党参 15 克，炒白术 15 克，干姜 10 克，瓜蒌皮 15 克，薤白 6 克，丹参 10 克，黄芪 15 克。米酒 1 杯同煎。

3 剂，水煎服，每日 1 剂。

12 月 17 日二诊：心悸症状缓解。睡眠差，易惊醒。

处方：制附片 30 克，砂仁 25 克，盐黄柏 6 克，干姜 15 克，茯苓 30 克，醋龟板 6 克，桂枝 25 克，党参 15 克，白芍 15 克，炒白术 15 克，丹参 10 克，炙甘草 10 克。

3 剂。水煎服，每日 1 剂。

12 月 19 日三诊：诸症有缓解，睡眠差。

守二诊方，去白术，加煅龙骨煅牡蛎各 20 克。

3 剂。水煎服，每日 1 剂。

12 月 23 日四诊：睡眠好转，晨起口干。

处方：制附片 30 克，砂仁 25 克，干姜 15 克，茯苓 30 克，桂枝 25 克，党参 15 克，白芍 15 克，丹参 10 克，生地黄 30 克，麦冬 15 克，炮山甲 2 克，炙甘草 10 克。

3 剂。水煎服，每日 1 剂。

12 月 28 日五诊：药后感觉逐步好转，已将卡马西平减量至每天 1/3 片。

处方：制附片 30 克，砂仁 25 克，干姜 15 克，茯苓 30 克，醋龟板 6 克，桂枝 25 克，党参 15 克，白芍 15 克，丹参 10 克，浮小麦 25 克，煅龙牡各 20 克，炙甘草 10 克。

3 剂。水煎服，每日 1 剂。

至 2019 年 1 月 11 日共十诊，患者已自行将卡马西平减量至每天 1/4 片，头晕心悸肌肉紧张等症状基本消失，已可做简单家务并参加广场舞。

末次就诊将前诊方处方 10 剂制水筛丸，每日早晚各 10 克。2019 年 5 月将西药完全停药。8 月份随访，癫痫症状未再发作。

2. 杨某女，19 岁，江西上犹县人。2019 年 5 月 14 日首诊。

家属主诉：癫痫发作 2 年余。

病史：患者 15 岁时曾煤气中毒昏迷，抢救复苏后医生建议留院高压氧治疗，因经济困难拒绝。2 年前开始出现癫痫症状，每周发作 3~5 次，疲劳和寒冷可诱发。发作时全身肌肉强直，有时有小便失禁。经期胸胁胀满，痛经，怕冷。西药目前在服用左乙拉西坦片、丙戊酸钠片。（患者在问诊时即发作一次，其父解释可能是因今日坐车疲劳引起，患者苏醒后难过大哭。）

脉细弦，舌质淡红。

处方：制附子 20 克，吴茱萸 10 克，桂枝 15 克，白芍 15 克，丹参 10 克，党参 15 克，茯苓 25 克，干姜 10 克，柴胡 10 克，香附 10 克，浮小麦 15 克，当归 6 克，红景天 10 克，甘草 10 克。

10 剂。水煎服，每日 1 剂。

5 月 28 日二诊：癫痫症状发作明显减少，1 周 1~2 次。睡眠好转，痛经减轻，月经量偏少。

效不更方，守原方继进 10 剂。

6 月 12 日三诊：病情又有好转。已无怕冷症状，受惊吓时有癫痫发作，一般 7 ~ 10 天发作 1 次。

处方：吴茱萸 12 克，桂枝 15 克，白芍 15 克，茯苓 25 克，当归 5 克，党参 15 克，丹参 10 克，干姜 10 克，甘草 10 克，红景天 15 克，川芎 5 克。

10 剂。水煎服，每日 1 剂。

6 月 24 日四诊：最近半个月未发作，家属要求原方继进。

以三诊方稍做调整，加炒白术 15 克，去川芎。

10 剂。水煎服，每日 1 剂。

建议患者西药逐步减量。

7 月 24 日五诊：病情进一步好转，睡眠食欲皆好。已停用西药。

处方：吴茱萸 10 克，桂枝 15 克，白芍 15 克，茯苓 25 克，当归 5 克，党参 15 克，丹参 10 克，干姜 12 克，甘草 10 克，红景天 15 克，炒白术 15 克，附片 15 克。

10 剂。水煎服，每日 1 剂。

8 月 15 日六诊：患者癫痫症状未再发，其他无不适。

守五诊方再进 10 剂，嘱如无发作不必再诊。

临床痊愈。

五十六　痤疮案

苏某女，23 岁，未婚，江西赣州人。2018 年 6 月 3 日首诊。

主诉：严重痤疮 4 年。

患者自诉读书时因学习紧张心情焦虑出现脸部痤疮，至今已经 4 年多，详询并有月经不调、痛经症状，经期每月提前 1 周。怕冷，睡眠不好。痤疮曾经多方治疗未效，已影响工作生活。

察：消瘦，目眶色暗，面部严重痤疮，色暗红，新疮痕叠旧疮痕。

脉沉细数，舌淡有齿印。

处方：吴茱萸 10 克，桂枝 15 克，白芍 15 克，党参 15 克，茯苓 25 克，丹皮 10 克，当归 8 克，制附片 10 克，炙甘草 10 克，防风 10 克，红枣 5 个。

6 剂。水煎服，每日 1 剂。

8 月 5 日二诊：服上方后月事有好转，痛经减轻。面部痤疮无明显变化。

守上方加柴胡 10 克，半夏 15 克，川芎 6 克。

6 剂。水煎服，每日 1 剂。

12 月 11 日三诊：月事基本正常，睡眠情况好转，怕冷症状减轻。面部痤疮有些好转。

处方：砂仁 25 克，黄柏 6 克，甘草 10 克，当归 10 克，防风 10 克，刺蒺藜 10 克，制附片 10 克，桂枝 15 克，党参 15 克，赤芍 15 克。

6 剂。水煎服，每日 1 剂。

2019 年 3 月 3 日四诊：面部痤疮明显减轻。

守三诊方 6 剂。

3 月 28 日五诊：月经基本正常，痤疮又有减轻。

守三诊方 5 剂。

4 月 8 日六诊：痤疮未见新发，遗留有旧痕坑洼不平，面部肤色已正常。患者诉欲至美容院行疤痕整容。

守三诊方 5 剂，无需再诊。

断续七诊，月事及面部痤疮完全痊愈。

五十七案　胸闷心悸案（缩窄性心包炎术后）

焦某男，65 岁，河北邯郸人。2019 年 5 月 17 日首诊。

主诉：胸闷气紧半月。

现病史：患者既往有胃溃疡、慢性支气管炎等病史，10 年前曾因缩窄性心包炎行手术治疗。

本次发病于 3 个月前，因受凉感冒诱发。最近半月觉胸闷气紧加重，咳嗽，咳少量白稠痰。曾自行服用头孢类抗菌素无效。

脉弦数，结代，舌暗红少津。

处方：干姜 25 克，甘草 25 克，桔梗 25 克，瓜蒌皮 15，薤白 6 克，桂枝 15 克，白芍 15 克，党参 15 克，紫苏 10 克，茯苓 25 克，附片 10 克，生地黄 25 克。

3 剂。水煎服，每日 1 剂。

5 月 20 日二诊：药后症状明显减轻，胸闷症状稍好转。

效不更方，继进原方 3 剂。

2019 年 5 月 23 日三诊：咳嗽减轻，胸闷症状仍在；睡眠不好。

脉结代，早搏五联律。

处方：炙甘草30克，桂枝15克，白芍15克，党参15克，薤白6克，瓜蒌皮15克，桔梗25克，白胡椒6克。米酒1杯同煎。

4剂。水煎服，每日1剂。

5月27日四诊：症状同前，无明显改善。

继进三诊方3剂，煎法同前。

5月31日五诊：效果不满意，早搏五联律仍在。

脉结代，舌淡红，少津。

三诊方去胡椒，加麦冬15克。

3剂。水煎服，每日1剂。

6月3日六诊：胸闷症状仍在。

脉舌同前。

处方：桂枝20克，茯苓25克，薤白10克，瓜蒌20克，桔梗25克，干姜15克，砂仁15克，盐黄柏15克，炙甘草15克。米酒1杯同煎。

2剂。水煎服，每日1剂。

6月5日七诊：效果大好，胸闷突然消失，心脏早搏五联律消失。患者诉自己感觉恢复正常。

守六诊方3剂，每日1剂。

五十八案 皮肤瘙痒案

李某女，56岁，赣州人。2019年3月28日首诊。

主诉：皮肤瘙痒10余年。

患者于2004年夏季某日，一次性暴食新鲜龙眼2斤。次日父亲去世，悲伤过度，当晚即全身皮肤瘙痒，夜不能寐，划痕征强阳性。皮肤表面并无皮疹，但入夜则烦躁，感觉周身皮肤痛痒发热，越抓越痒，甚至抓至出血疼痛方罢。近10多年来用抗过敏和激素类药治疗，短期内有效，停药则复发。其他无异常。

察患者外观消瘦，肤色萎黄，情绪较激动。

脉细数，苔白，干。

处方：柴胡15克，白芍15克，黄芩10克，姜半夏25克，党参15克，防风10克，当归10克，浮小麦25克，生龙骨20克，生牡蛎20克，红枣5个，生姜3片。

3剂。水煎服，每日1剂。

4月1日二诊：药后虽觉有小效，但不明显，瘙痒依然有；睡眠有好转。脉舌同前。

处方：炙甘草45克，桂枝15克，白芍15克，干姜10克，茯苓25克，生地黄30克，党参15克，麦冬15克。

3剂。水煎服，每日1剂。

4月3日三诊：症状同前，睡眠不安，汗出。

脉细数，舌白少津。

处方：柴胡15克，白芍15克，黄芩10克，姜半夏25克，党参15克，防风10克，当归10克，浮小麦25克，生龙骨20克，生牡蛎20克，红枣5个，生姜3片。

3剂。水煎服，每日1剂。

4月6日四诊：睡眠稍有好转。

守前方3剂。水煎服，每日1剂。

4月9日五诊：诸症皆有减轻，要求多开几天药。

守前方7剂。水煎服，每日1剂。

4月19日六诊：病情又有好转，睡眠能有五六个小时。

守前方3剂。水煎服，每日1剂。

4月22日七诊：皮肤瘙痒偶有发生，睡眠好。

守前方3剂。水煎服，每日1剂。

4月25日八诊：睡眠好，皮肤瘙痒极少发作。

守原方3剂。

临床痊愈。

五十九案　慢肾过敏性紫癜案

罗某女，23岁，已婚，赣州市人。2019年2月14日首诊。

主诉：双下肢反复出现出血点10余年。

患者主诉：确诊为慢性肾炎、过敏性紫癜已10余年。睡眠不好，梦多，疲倦感。小便常规常有蛋白尿、尿隐血。双下肢反复出现出血点，无痛痒。近2年一直服用激素（醋酸泼尼松5mg）一日2次，一次4粒。平时怕冷，易出汗，偶有心慌症状。饮食、大小便正常。2017年1月曾足月剖宫产一健康女婴。

外观患者明显向心性肥胖，膝盖以下见散在出血瘀点。

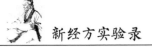
脉沉细，舌淡，胖大有齿痕。

处方：附片 20 克，干姜 12 克，炙甘草 10 克，茯苓 25 克，党参 18 克，丹参 10 克，砂仁 15 克，黄柏 5 克，白术 15 克，黄芪 25 克。

7 剂。水煎服，每日 1 剂。

2 月 21 日二诊：患者诉药后有好转感觉，睡眠稍好。仍心慌，自汗。

脉沉细，舌淡，齿痕明显。

处方：附片 15 克，砂仁 25 克，干姜 10 克，生龙骨 20 克，生牡蛎 20 克，当归 5 克，防风 10 克，甘草 10 克，白术 15 克，白芍 15 克。

7 剂。水煎服，每日 1 剂。

2 月 27 日三诊：自我感觉尚可，精神好转，其他诸症似乎也有好转。

守二诊方，7 剂。

从 3 月 10 日至 4 月 8 日，凡五诊，每次处方 5 剂，皆以二诊方加减，共 25 剂。病情逐步好转。

4 月 15 日九诊：患者诉正在月经期，痛经，以前也有痛经史。余甚自责，未细询经带产。

脉沉细，舌淡，有齿痕。

处方：吴茱萸 12 克，附片 25 克，桂枝 15 克，白芍 15 克，党参 15 克，黄芪 25 克，当归 5 克，丹皮 10 克，干姜 10 克，小茴香 5 克，茯苓 25 克，炙甘草 10 克。

3 剂。水煎服，每日 1 剂。

4 月 18 日十诊：患者诉药后痛经消失。

至 5 月 25 日凡六诊，处方皆以二诊处方为基本方，以温补脾肾为治疗原则，温阳利水，敛阴和阳。患者病情有逐渐好转，精神、睡眠明显好转。第十六诊患者诉服中药煎剂太辛苦，能不能改用其他剂型。

处方：吴茱萸 100 克，附片 100 克，桂枝 100 克，白芍 100 克，党参 100 克，黄芪 100 克，当归 55 克，丹皮 100 克，干姜 100 克，茯苓 100 克，炙甘草 100 克。

研细末，和蜜为 9 克丸，每日 3 次，每次 1 粒。

6 月 23 日查尿常规，尿潜血（－），蛋白消失。紫癜在服药过程中逐步减少，至 6 月份已是偶发；醋酸泼尼松也逐步减量，已减至一日 1 次，一次 5mg。

7 月 8 日第十七诊。

处方：吴茱萸 60 克，附片 125 克，桂枝 75 克，白芍 75 克，党参 75 克，黄芪 225 克，当归 25 克，丹皮 50 克，干姜 75 克，小茴香 25 克，茯苓 125 克，甘草 125 克。

共研细末制水筛丸。每日 3 次，每次 10 克。

每月药费所需仅约 300 元。

11 月 13 日二十诊。

患者情况平稳，醋酸泼尼松已于 20 多天前完全停用。紫癜最近 2 个月完全未见，小便常规检验约每 20 天左右检查 1 次，基本正常。

脉沉细，舌质淡，齿痕仍有。

处方：吴茱萸 50 克，附片 150 克，党参 100 克，黄芪 150 克，干姜 100 克，茯苓 100 克，防风 100 克，白术 100 克，甘草 100 克。

共研细末制成水筛丸。每日 3 次，每次 10 克。

12 月 24 日信息告知已怀孕。嘱未服完药丸停服。

2020 年 4 月 21 日复查小便常规完全正常。

6 月 19 日，孕 32 周，尿检正常。紫癜未再出现。

2020 年 8 月 1 日剖宫产一健康女婴。

痊愈。

六十案　胸闷头昏案（冠状动脉支架植入术后）

聂某男，83 岁，赣州市章贡区人。2019 年 3 月 11 日首诊。

主诉：胸闷头昏半年。

现病史：患者原有高血压、冠心病史，5 年前曾行一次冠状动脉支架植入术。本次发病于半年前，胸闷头昏，全身无力。在市某医院住院诊治，再次行冠状动脉支架植入术。术后症状无缓解，一直胸闷头昏，全身无力，睡眠不安，夜尿多。

脉弦紧，舌淡有齿痕。

处方：桂枝 15 克，白芍 15 克，党参 15 克，茯苓 30 克，丹参 10 克，附片 15 克，益智仁 10 克，龟板 6 克，藁本 10 克，干姜 10 克，炙甘草 10 克。

3 剂。每日 1 剂，水煎服。

3 月 18 日二诊：药后诸症有减轻，睡眠好转。食欲较差。

守前方加炒白术 15 克，3 剂。

3 月 22 日三诊：自汗，易惊醒。

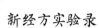

脉细弦，舌苔白。

守上方去白术，加浮小麦 25 克。3 剂。

5 月 20 四诊：自诉症状大为减轻，睡眠好，夜尿减少，已可做家务事。家属责备其下地提水浇菜。

处方：桂枝 15 克，白芍 15 克，防风 10 克，白术 15 克，黄芪 25 克，附片 15 克，龙骨 20 克，牡蛎 20 克，诃子肉 15 克，浮小麦 25 克，茯苓 25 克，太子参 15 克。

3 剂。每日 1 剂，水煎服。

5 月 24 日五诊：病情基本稳定，自诉恢复正常。嘱其术后维护药和降血压药必须按时服，不可擅自停药。

守四诊方 3 剂。

临床痊愈。

六十一案　狐惑病

林某女，56 岁，赣州市安远县人。2020 年 3 月 19 日首诊。

主诉：外阴溃疡并痒痛 3 年。

现病史：患者原有多年外阴白癜病史，无性病史，因无症状从未治疗。3 年前外阴出现溃疡，合并有痒痛感；溃疡面大如指甲，有渗出。因在隐私部位，羞于启齿，一直也未正规治疗。今年过年后自觉症状加重，往本市某医院诊治。检查 HPV 阳性，低级别鳞状上皮病变。诊断外阴白色病变，建议择期手术治疗。患者畏惧手术转请中医治疗。

询患者除下阴痒痛外，尚有怕冷、大便稀溏，睡眠不安，夜尿频。其他（-）。

脉沉细弦，舌苔白厚，润。

处方一：砂仁 15 克，黄柏 5 克，甘草 10 克，附片 25 克，干姜 10 克，防风 10 克，当归 5 克，茯苓 25 克，乌药 10 克，党参 15 克，黄芪 15 克，炒白术 15 克。

5 剂。水煎服，每日 1 剂。

处方二：炒苍术 15 克，黄柏 15 克，防风 15 克，甘草 15 克，当归 15 克，苦参 20 克，五倍子 10 克，槐花 10 克，生枳壳 15 克，土茯苓 25 克。

3 剂。煎水外洗，每日 3 ~ 5 次。

3 月 24 日二诊：症状明显减轻，基本不痒，轻微痛感，溃疡面似乎有缩小。睡眠好转，夜尿次数同前。

舌苔白，脉同前。

守原方不变，药味剂量稍调整。内服外洗各 10 剂。

4 月 3 日三诊：患者女儿前来咨询：患者感觉完全康复，无痛亦无痒，溃疡面已痊愈。怕冷症状也减轻，唯夜尿次数尚多，每晚三四次。是否还需服用药？

内服中药守原方加重黄芪用量，7 剂。

8 月 25 日患者至原首诊医院复查，主诊医生认为已无需治疗。

临床痊愈。

六十二案 老年大便难

熊某男，81 岁，赣州市人。2020 年 1 月 7 日首诊。

主诉：大便不通 5 天。

病史：患者一向身体尚可，体检没有大问题，无高血压、糖尿病和咳喘等心血管呼吸系统疾病史。有前列腺肥大病史。平时大便难，干结，常常数日一解。小便不畅，滴沥难尽，时有尿痛。夜尿多，一夜五六次。怕冷，食欲可。本次大便难已 5 天，外用开塞露效果不好。

脉弦紧，舌苔白，质淡。

处方：乌药 10 克，益智仁 10 克，附片 25 克，干姜 25 克，黄芪 15 克，党参 15 克，吴茱萸 6 克，炒白术 15 克，桂枝 15 克，茯苓 25 克，甘草 15 克。

4 剂。水煎服，每日 1 剂。

3 月 27 日二诊：患者上次服药后大便即通，小便也随即通畅，但夜尿症状无改善。近 2 个多月大小便皆好，前几天受凉感冒，服感冒药后大便又不通畅，并有怕冷和轻微咳嗽症状。

脉沉紧，舌苔白。

处方：桂枝 15 克，白芍 15 克，党参 15 克，甘草 10 克，紫苏 10 克，干姜 10 克，姜厚朴 15 克，附片 15 克，黄芪 15 克，益智仁 10 克，乌药 10 克，升麻 15 克。

4 剂。水煎服，每日 1 剂。

4 月 8 日患者女儿自己就诊时随访：患者服药后大便即通畅，现情况尚可。

评：实际上临床大多数中老年患者大便难都是脾肾阳气不足，而非阴液

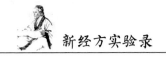

不足。

六十三案　湿疹五例

1. 曾某男，52 岁，赣州市章贡区人。2018 年 9 月 10 日首诊。

主诉：全身皮肤瘙痒 6 年余。

患者于 2011 年底出现皮肤瘙痒，开始出现于四肢，后发展到全身。头面、躯干都有出现小水泡，早晨为重，洗澡冷热水刺激都可诱发。2017 年初患者曾在余处就诊 3 次，服中药 9 剂，无明显效果后转往他处求治。这几年患者多方寻医，中西医治疗未效。西医诊断为湿疹和荨麻疹。

患者无不良嗜好，无家族遗传病史。食欲、睡眠好。无其他疾病史。

察：患者头面、四肢多处皮损，新鲜和陈旧破损痕相重叠，陈旧痕色素沉着。外观比去年就诊时为重。

脉：右脉反关，按则无力。左略弦。舌苔薄，质淡，舌体偏大。

处方：砂仁 15 克，黄柏 25 克，甘草 15 克，当归 10 克，防风 15 克，白术 15 克，党参 15 克，炮干姜 10 克，丝瓜络 15 克。

3 剂，水煎服，每日 1 剂。

9 月 13 日二诊：症状无明显改善。患者补充说有咳嗽已 10 多年，早晨起床后有黄痰。

处方：砂仁 25 克，黄柏 30 克，甘草 15 克，苦杏仁 10 克，薏苡仁 20 克，桔梗 25 克，白术 12 克，牡丹皮 12 克，当归 10 克，防风 10 克，醋龟板 10 克，丝瓜络 12 克。

3 剂，水煎服，每日 1 剂。

9 月 17 日三诊：患者诉咳痰减少，感觉皮疹出现小水泡减少。自诉感觉首诊处方效果更好。

守首诊方 3 剂。

处方：砂仁 15 克，黄柏 25 克，甘草 15 克，当归 10 克，防风 15 克，白术 15 克，党参 15 克，炮干姜 10 克，丝瓜络 15 克。

3 剂，水煎服，每日 1 剂。

9 月 21 日四诊：睡眠和精神好转，头面部症状减轻明显些。双下肢痒似乎加重，早晨咳嗽痰又多些。

处方：砂仁 25 克，黄柏 30 克，甘草 15 克，杏仁 10 克，薏苡仁 20 克，桔梗 25 克，白术 12 克，牡丹皮 12 克，当归 10 克，防风 10 克，龟板 10 克，丝瓜络 12 克。

4 剂，水煎服，每日 1 剂。

9 月 26 日五诊：头面部和上半身感觉症状减轻，下肢痒感觉加重。

左脉弦，舌体稍大，质淡。

处方：附片 15 克，干姜 15 克，醋龟板 6 克，炙甘草 15 克，茯苓 25 克，麦冬 10 克，生地黄 30 克，党参 15 克，丹参 10 克，红枣 20 克，防风 10 克，当归 5 克，赤芍 15 克。

3 剂，水煎服，每日 1 剂。

9 月 30 日六诊：药后平稳，病情无发展。细察患者头面和上半身皮损有逐步减轻迹象。守方再进 3 剂。

10 月 7 日七诊

患者服完 3 剂后感觉尚可，自行外购 3 剂。现觉头面四肢皮损大减，原有的湿疹渗出症状基本消失，但皮肤瘙痒风疹依然偶有出现。

处方：附片 15 克，干姜 15 克，醋龟板 6 克，炙甘草 15 克，茯苓 25 克，麦冬 10 克，党参 15 克，红枣 20 克，防风 10 克，浮小麦 25 克，生龙骨 50 克，生牡蛎 50 克，赤芍药 15 克，当归 5 克。

3 剂，水煎服，每日 1 剂。

10 月 22 日八诊：患者睡眠食欲皆好，皮损未再现。风疹情况仍有出现，但瘙痒症状可忍受。

处方：附片 25 克，干姜 15 克，醋龟板 6 克，炙甘草 15 克，茯苓 25 克，党参 15 克，丹参 10 克，红枣 20 克，黄芪 45 克，赤药 15 克，防风 15 克，当归 5 克。

3 剂，水煎服，每日 1 剂。

后未再复诊，第二年初其妻就诊时询其病情，曰患者症状未再发展。

2. 黄某女，70 岁，赣州市章贡区人。2019 年 5 月 23 日首诊。

主诉：失眠，并心慌心跳半年。

诊脉时见患者双手手背皮肤粗糙，有抓搔血痕，询知有皮肤湿疹 20 余年。现失眠，夜尿多。

脉结代，细沉。

处方：炙甘草 45 克，附片 15 克，桂枝 15 克，白芍 15 克，茯苓 25 克，乌药 10 克，益智仁 10 克，龙骨 30 克，酸枣仁 20 克。巴掌大猪皮一块刮净油

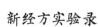

同煎。

5 剂，水煎服，每日 1 剂。

5 月 30 日二诊：药后诸症大为好转，睡眠安，夜尿减少，尤其是皮肤痒减轻不少。

守原方再进 5 剂。

6 月 4 日三诊：皮肤痒已不明显，抓搔破损部位有皮肤新生。患者要求按原方再抓 10 剂。

临床痊愈。

3. 李某女，80 岁，新疆伊犁人。2020 年 10 月 9 日首诊。

皮肤瘙痒 30 多年，双手背、腕，颈及耳后等多处大片搔破皮损，有血液渗出。其女儿代诉：在农村居住，原先可能有心脏病和轻度阿尔茨海默病，但从未明确诊断和治疗。心律不齐，四联律。患者不愿服药，女儿强令其治疗。

处方：炙甘草 45 克，干姜 35 克，桂枝 15 克，制附片 15 克，白芍 15 克，生地黄 30 克，麦冬 10 克，防风 10 克，当归 10 克，茯苓 30 克，生晒参 10 克，龙骨 30 克，酸枣仁 20 克，丹参 10 克。

7 剂。水煎服，每日 1 剂。

10 月 16 日二诊：病情有好转，皮肤瘙痒减轻。

守原方 7 剂。

10 月 24 日三诊：患者治疗意愿明显积极，主动要求继续服药。皮损症状又有好转。

守原方再进 7 剂。

11 月 4 日至 27 日共三诊，皆未改处方。前后凡六诊，服药 40 余剂，临床痊愈。

2021 年 4 月 7 日复诊：病情未复发。次日回伊犁乡下，要求带中药回去以防复发，并补充信息说，以前在老家时经常服用速效救心丸，服中药后再未服此药。

按原方取中药 14 剂。

4. 薛某女，50 岁，克拉玛依市人。2021 年 2 月 25 日首诊。

有湿疹 20 余年，双手、颈、胸前多处皮损。睡眠差，焦虑，月经量少。

脉细沉，舌暗。

处方：炙甘草 45 克，桂枝 15 克，茯苓 30 克，党参 25 克，丹参 15 克，防风 15 克，当归 15 克，生地黄 30 克，附片 15 克，麦冬 10 克，酸枣仁 20 克，干姜 25 克，龙骨 30 克，大枣 15 克。

5 剂。水煎服，每日 1 剂。

3 月 4 日二诊：睡眠好转，皮损明显减轻。

守原方 5 剂。

3 月 12 日三诊：皮损又有减轻，诸症皆有好转。

守原方再进 5 剂。

3 月 19 日四诊：行经，月经量增加。皮损再减轻，原粗糙部位已新生皮肤。

原方再进 5 剂。

3 月 27 日五诊：睡眠好，精神状态明显好转，湿疹痒已不明显。患者欲生二胎，要求进一步调理备孕。

临床痊愈。

5. 周某女，55 岁，克拉玛依人。2021 年 5 月 4 日首诊。

双下肢痒痛、红肿 4 年多，曾在上海等地诊治，诊断不详。现皮损部位又痒又痛，不能沾水，沾水则痛剧，睡眠欠佳，疲乏。

脉沉细，舌苔白厚。

处方：甘草 45 克，干姜 15 克，桂枝 15 克，白芍 15 克，附片 15 克，茯苓 30 克，防风 10 克，当归 10 克，党参 25 克，丹参 10 克，枣仁 20 克，生地黄 30 克，麦冬 15 克，红枣 25 克，生姜 25 克。

7 剂。水煎服，每日 1 剂。

5 月 13 日：患者微信告知在外地出差，当日是该周第一次洗脚，患处疼痛依然如针扎，但痒感明显减轻。诉服药后睡眠很香，有时服下药后就感觉"眼皮打架"，还专门请假两天睡觉。

现心情焦虑，希望能早日回来复诊。并拍有患处照片一张，皮损部位皮肤颜色较前鲜活。

（注意首诊方的安眠作用，并参阅五十诸失眠案。）

患者后因故未能就诊，可惜。

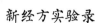

六十四案　癃闭和尿失禁案两例（神经源性膀胱）

1. 张某男，40岁，出租车司机，赣州市章贡区人。2001年9月6日首诊。

患者1周前因街头等客太久，憋尿时间过长，当晚出现小便不利、疼痛。现感小腹胀痛，小便滴沥难出，伴头昏胸闷、恶心。

脉沉细，苔白，质淡有齿痕。

处方：砂仁25克，黄柏15克，甘草15克，党参25克，乌药10克，苏叶10克。

2剂。水煎服，每日1剂。

当日服药1剂小便即畅通无碍，第二天特意来诊室询问第二剂是否需要再服。

痊愈。

2. 刘某女，55岁，克拉玛依市乌尔禾区人，公务员。2021年4月25日首诊。

主诉：尿失禁半年余。

病史：2020年7月因疫情工作关系，患者长时间坐看电脑监控不能离开，憋尿太久导致小便失控。后经中西医多方治疗，未效。某市中心医院建议手术治疗。现患者已半年多不能工作，家务劳动都难进行，动辄小便淋漓，并有心慌气短自汗腰背疼痛等症状。

脉沉细数，舌苔白，质淡有齿痕。

处方：砂仁25克，黄柏15克，甘草15克，附片15克，干姜15克，桂枝15克，白芍15克，益智仁10克，乌药10克，人参10克，茯苓30克，龙骨30克，牡蛎30克，防风10克，炒白术15克，大枣25克，生姜25克。

7剂。水煎服，每日1剂。

5月4日二诊：服药后大为好转，小便已基本能控制。自汗症状消失，心慌气短减轻。

守原方继进7剂。

患者微信留言：这个病我连工作都没法做了，家务活也干不了，感觉自己就是个活死人。您是上帝给我安排的能治我病的好医生。

预期再诊一次，希望能在当月15日恢复正常工作。

患者于5月10日复诊时由另一位医生接诊，该医生自拟处方如下。

葛根 30 克，桂枝 15 克，白芍 25 克，炙甘草 9 克，麻黄根 12 克，乌药 9 克，益智仁 15 克，防风 10 克，人参 15 克，五味子 20 克，五倍子 9 克，芡实 40 克。

5 剂。

患者服药当晚夜尿六次，次日小便又有失禁现象。

5 月 18 日三诊：诉小便又有失禁，夜尿多，身疼痛。

处方：砂仁 25 克，黄柏 15 克，甘草 15 克，茯苓 30 克，制附片 10 克，干姜 15 克，龙骨 30 克，牡蛎 25 克，升麻 15 克，人参 10 克，党参 25 克，白术 15 克，乌药 10 克，益智仁 10 克。

7 剂。水煎服，每日 1 剂。

6 月 5 日患者来电说基本恢复正常，不再服中药，准备下周上班。

临床痊愈。

六十五案　关怀案两例

1. 倪某女，78 岁，赣州市章贡区人。2020 年 7 月 22 日首诊（出诊）。

家属代诉：患者前日从市立医院出院，主管医生说已无法治疗，故出院回家。现大、小便失禁，尿不湿每日更换五六次。夜尿频，左侧肢偏瘫，精神差，无食欲。

市立医院出院记录诊断：①肠功能紊乱。②肝多发性占位并出血（转移癌）。③肠间质瘤。④胃间质瘤术后个人史。⑤肝多发性囊肿。⑥肝囊肿个人史。⑦尿路感染。⑧右肺结节。⑨慢性心房颤动。⑩高血压三级很高危组。⑪陈旧性脑梗死。⑫脑动脉硬化。⑬脑萎缩。

现服西药：匹维溴铵片、米曲菌胰酶片、马来酸曲美布汀片、双歧杆菌胶囊、阿司匹林、螺内酯、地高辛等，无明显效果。

察：双下肢水肿，大腿以下皮色紫暗，腹部肿胀，拒按。患者自诉腹痛。脉结代，舌质暗，稍干。

处方：炙甘草 30 克，干姜 15 克，附片 25 克，党参 15 克，生地黄 25 克，麦冬 10 克，茯苓 25 克，阿胶 6 克，白芍 15 克，桂枝 15 克，生姜 3 片，红枣 5 个。米酒 1 杯同煎。

3 剂。水煎服，每日 1 剂。

嘱暂时停用所有西药。

7 月 25 日患者家属来院取药，代诉诸症无明显改善，但有一线亮光：患者家属以往问询患者想吃什么时，患者总是说不想吃，近一两日患者会主动告诉家属早餐中餐想吃什么了。

处方：炙甘草45克，干姜15克，附片30克，党参15克，生地黄30克，麦冬10克，茯苓30克，阿胶8克，白芍15克，桂枝15克，丹参10克，生姜3片，红枣5个。米酒1杯同煎。

3剂。水煎服，每日1剂。

7月28日家属代诉，精神好转，食欲有增加。

处方：炙甘草45克，干姜15克，附片30克，党参15克，生地黄30克，麦冬10克，茯苓30克，白芍15克，桂枝15克，丹参10克，升麻15克，黄芪25克，生姜3片，红枣5个。米酒1杯同煎。

3剂。水煎服，每日1剂。

7月30日二诊：患者精神状态明显好转，话语增多，自诉好多了，食欲增加。今日未解大便。

双下肢肿胀减轻，皮色转正常。腹部右侧有明显包块膨隆，按压较硬，疼痛稍减轻。

脉结代，舌质淡红，苔薄白。

处方：炙甘草45克，干姜15克，附片30克，党参15克，生地黄30克，麦冬10克，茯苓30克，白芍15克，桂枝15克，丹参10克，升麻15克，黄芪30克，生姜3片，红枣5个。米酒1杯同煎。

3剂。水煎服，每日1剂。

行文至此，如非亲眼目睹患者病情变化，根本无法相信中药之疗效，但同时也非常困惑。

8月3日患者家属代诉：病人整体情况似乎又有好转，大便这两天次数减少，只有2次。

守二诊方3剂。

8月5日患者家属代诉：大便已基本正常，昨天只洗澡前拉了1次，夜尿仍有3次。大、小便还是不能自己完全控制。食欲可，每餐1碗饭可吃完。腿肿渐消。

处方：炙甘草45克，桂枝15克，白芍15克，干姜15克，附片30克，茯苓25克，生地黄30克，麦冬10克，党参15克，乌药10克，益智仁10克，黄芪30克。

3剂。水煎服，每日1剂。

8月8日三诊：患者思维清晰，语言流利，食欲可。大便有知觉有便意，但不能完全控制，次数减少。夜尿仍有3次。自诉左手比原来灵活很多，下肢肿胀也好些了。但腹部胀未缓解，按压感觉比上次诊察包块有增大。

处方：桂枝15克，附片30克，黄芪30克，天花粉15克，白芍15克，麦冬10克，厚朴15克，茯苓25克，鳖甲15克，生地黄30克，党参15克，鹿衔草25克。

3剂。水煎服，每日1剂。

患者整体症状表面虽有缓解，但从腹部包块增大看仍不容乐观。

8月11日和15日患者家属来院取药两次，诉患者无明显变化。

守三诊方共6剂。

8月18日四诊：患者面部及四肢水肿似有增加。患者自诉感觉良好，食欲无减退，每餐可进食半碗，进食过快时有噎嗝。睡眠好转，大便次数明显减少，每日1次，已基本能控制。腹部仍胀满，时有胀痛但不剧。腹部坐位时按诊感觉无硬满，无明显按痛。

脉代，细沉。舌苔薄白，舌质淡红。

处方：附片35克，山茱萸25克，干姜15克，升麻15克，黄芪25克，党参15克，姜厚朴15克，生鳖甲15克，建曲15克，鹿衔草15克，生甘草15克。

3剂。水煎服，每日1剂。

以上方加减，断续又进服20余剂，至9月中旬，余至北疆旅行。其间患者腹痛胀情况未复发，食欲较前好，大便基本能控制，生活质量得到改善。至2020年10月中旬，患者整体衰竭情况加重，家属电告征求意见，余曰：尽人事顺天命，未予处方。复入院住院治疗，于2020年11月29日患者去世。

2. 肖某男，65岁，赣州市章贡区人。2019年7月9日首诊。

主诉：咳嗽合并发热半个月。

现病史：患者于半个月前出现低烧，发热38℃左右，并有咳嗽气紧，咯少量白痰。经社区诊所治疗，使用抗生素等药，无明显效果。现怕冷，睡眠差，咳嗽，胸痛。

外观患者恶病质，消瘦，面色苍白。

脉沉细数，舌苔白，舌质暗。

少阴少阳合病。

处方：附片 25 克，干姜 25 克，甘草 15 克，柴胡 10 克，党参 25 克，白芍 15 克，黄芩 10 克，桔梗 25 克，防风 10 克，杏仁 10 克，大枣 5 个。

3 剂。水煎服，每日 1 剂。

7 月 13 日二诊：服药后诸症皆有好转，咳嗽气紧减轻，发热消失。但感疲倦，睡眠差。

守原方去黄芩，加茯苓 30 克。

3 剂。水煎服，每日 1 剂。

7 月 16 日三诊：咳嗽又有减轻，睡眠稍有好转。

根据患者情况，建议患者往上级医院住院明确诊断。未予处方。

7 月 25 日四诊：在某医学院附属医院住院 1 周，确诊为晚期肺癌。主管医生建议手术结合化疗治疗，坦言如不手术只能生存半年。患者因家境原因放弃手术，转请中医诊治。

依然怕冷，疲倦，气紧，稍咳嗽，食欲差。

处方：附片 25 克，干姜 25 克，甘草 25 克，麦冬 10 克，桔梗 25 克，防风 15 克，当归 15 克，党参 25 克，茯苓 25 克，白术 15 克，黄芪 15 克，大枣 5 个。

5 剂。水煎服，每日 1 剂。

8 月 1 日五诊：诸症好转，但怕冷明显。睡眠食欲好转。

守四诊方，附片加至 50 克。

5 剂。水煎服，每日 1 剂。

8 月 6 日六诊：病情有减轻，基本不咳嗽。

以上方为基本方加减，前后三十余诊，每日药费控制在 30 元以内。至 11 月中旬，患者整体情况明显改善，体重增加，面色已有红润。复查 B 超胸腔积液液深下降。

12 月病情无变化，患者持乐观态度。

2020 年 1 月 23 日患者最后一次就诊，曰春节后见，带药 10 剂。

1 月 28 日患者电话中说感觉不适，又出现咳嗽并有痰中带血。此时新冠疫情开始，道路封闭医院停诊，已无法就诊。

2 月 14 日患者来电话，诉呼吸困难，气紧，请余帮忙拿主意是否需去医院（患者曾表示因家庭生活困难不想花太多钱），建议住院治疗。

2 月 18 日（正月二十五日）患者去世。

卷二　栗园夜话

引　子

弟：你这本书终于出版了，真是令人高兴啊。虽然我还是认为它太精致了些，有很多我认为很好的病例你并没有记录收集进去；当然，有些东西不是可以从病案得到的，我说的是理论部分。所以，除了病案，我希望你能在这里给我们谈谈你对中医理论的一些看法，以弥补病案的不足。

兄：很高兴我们兄弟能在一起讨论这些问题。中医书籍浩如烟海，前人所写的医案医话真是太多了。作为病案，在记录方式和阅读目的上更是如此，难有新意。如果说一本书不能给读者带来一点启迪，就不如不写了。我所记录的病案，相信一般的临床医生也碰到过和治疗过，有些在疗效上甚至超过我病案中所记载的。个别的疑难顽疾也不具太多的普遍意义，只能给后学提供一点思维思路而已。

弟：记得以前你并不重视医案的记录，你认为那些临床效果是理所当然的，不值一提；现在你为什么又突然想要写这个病案集呢？

兄：现在我依然是这样认为，我所写的病案如果只单纯从病案角度去解读去模仿是没什么意义的。

中医病案和西医病案有本质上的不同。中医病案大多是个案，不存在数据处理，无非是以个案证明某条中医理论或某个方剂的正确性和有效性而已，而这种证明并不具备唯一性和排他性；反复证明前人已有过的结论，或引用某些理论证明自己思路的正确，在此基础上教你模仿应用，比如温经汤方解可以治疗月经不调，麻黄汤治疗伤寒可以发汗一两千年了，反复证明这些东西是不是看起来很可笑？除了说明不自信，一点意义也没有。本来温经汤方解就是治疗月经不调，麻黄汤就是治疗伤寒发汗的，有什么好奇怪，有什么好证明的？几剂中药治好一个病人也很正常，如果那也值得写的话，临床医生每个月都可以出一本医案集。如果你说：不对，前人的温经汤方解完全错了。我用于 100 例各种月经不调，百分之几有效，另外百分之几无效，二者有什么区别，用现代医学和中医理论各自怎么解释，那才是值得表扬的。

这些现象，也从另一面证明我们认为正确的中医理论的不准确不可靠，说明中医无论理论还是临床都依然处于幼稚和初级阶段；所以我认为，中医最重要的还是理论要有所创新和发展。

弟：你是想从这些病案中能得出一点新东西？或者是能有什么新的学术思想吗？

兄：也许吧，我希望我们在以后的讨论中，多少能得出一点什么新东西。你所学的虽然是西医，是现代医学，但对传统中医也算是熟练掌握了。你作为现代医学医生对中医的观察视角肯定会有不同，这也是我请你做病案评论员的目的。毕竟，如果病案还是停留在以经解经上，陷入循环论证，中医就永远无法进步。我不希望这本书只是一本单纯的病案集，更希望读者能从这本书中得到一点新的东西。

弟：你是希望能有中医理论上的突破吗？

兄：就目前的整体环境来说，可能时机不成熟，中医在理论上有大的突破是不太可能的。我们可以先做一点这方面的尝试，起个抛砖引玉的作用。

弟：好的。我们的话题从什么地方开始？

兄：既然是讨论中医理论，那就从我们一起学习的第一本中医书籍开始吧。

20 世纪 70 年代初，我们开始学中医，印象深刻的是，我们背过的第一本中医书是《雷公炮制药性赋》，并不是《伤寒论》。

弟："诸药赋性此类最寒，犀角解乎心热，羚羊清乎肺肝。"啊，时间过得真快，半个世纪已经过去了，当了半辈子医生，你有什么感想？

兄：作为医生，在个人品德方面当然应当正直，淡泊名利，中医还特别要有点侠义精神，在医术上精益求精，对中医理论有客观而清醒的认识，再就是具备一些现代科学知识。

弟：为什么特别强调中医医生就要有侠义精神呢？

兄：巴德年先生有一句话："用最简单的方法、花最少的钱、在最短的时间内治好病人，才是好医生"。这句话要求是很高的，必须具备一定的医术和医德才能做到。医术还好说，医德就难了。

中医和西医不同的地方就是中医独立性强，诊断和治疗都非常主观；西医有很客观的检查、诊断方法和治疗标准，在明确诊断程序和治疗方法上，同一疾病不会有太大的分歧。而且很多时候是团队作战，分担了风险和责任。中医不一样，从诊断到辨证论治，再到理法方药，每个医生的看法都不同，都可能有分歧，大多数时间是独立作战。所以，也要敢于力排众议，敢于承担责任和风险，这就需要有点侠义精神了。当然前提也是要业务水平高才行。

弟：除了这个，医生和其他行业人员还有什么不同呢？

兄：医疗行业和其他行业没什么太多不同。做哪个行业、做任何事都要认真细心，多学习，多思考，敢于怀疑，不要被表面的东西迷惑和吓倒。

弟：嗯，请问你想好书名了吗？

兄：书名就叫《新经方实验录》吧。我病案中的方剂大多都出自于《伤寒论》，《伤寒论》方剂我们称之为经方；《经方实验录》曾经给我很大影响，曹颖甫先生也是我所景仰的前辈，如果拙著能够狗尾续貂，那是非常荣幸的。

弟：好吧，你的思维总是跳跃性的，我们开始吧。

第一节　经方与时方

弟：你的书名既然称为《新经方实验录》，在做评论的过程中，我也注意到病案中使用的并非全是经方，时方也占了一些篇幅，大概占到10%；名不副实，你能解释一下吗？

兄：消除一些先入为主的观点并不容易。将中医方剂分为经方、时方由来已久，对经方、时方名称的概念似乎也已有定论。在我回答你提出的问题前，能不能先请你回答一个问题：什么叫经方？什么叫时方？二者概念上是怎么区分的？

弟：按照通常的概念理解，出自于张仲景先生《伤寒杂病论》的方子统称为经方，出自于后世医家之手的方剂统称为时方。二者的区别主要就在于出处，是吗？

兄：灭失于历史长河中的中医药方剂是非常多的。按彭怀仁先生的《中医方剂大辞典》收录，从古时有记载的中药方到现代人编撰的一些方剂为止，有10万余首方剂，此间尚且不包括一些历史上遗失的。经过千百年临床检验，大浪淘沙，这10万余首方剂绝大多数都湮灭不用了。作为常用方剂，清人汪昂编撰的《汤头歌诀》也就300余首，这本书初学者一般都是要求背诵的。按照医生的个人习惯，通常临床常用方剂不会超过100首，这几十首常用方剂中，我自己的经验是仲景先师《伤寒杂病论》方剂要占到一半，甚至更多。仲景先生《伤寒杂病论》方剂，更因其在临床中特别的疗效而称之为经方。这个经方就含有经典之意，而不是简单的经书之方的意思。不错，刚才你所说的定义是按其方剂出处区分，但我认为这种区分方法太过简单，并没有从本质上将经方和时方区分开；没能彰显出经方在临床运用上、经方内在本质上的特点。我希望你能更深入一些。

弟：经方和时方从本质上说有什么不同？这个我倒没有认真想过。

兄：共同的作用当然没有什么不同，都能在中医理论的指导下治疗疾病。关键的就是二者的思想方法不一样，由此带来使用方法的不同，这一点不知道有多少人注意到；事实上大多数人没有意识到这一点，包括一些所谓的经方大师。如果意识不到这点，我认为对经方的了解和使用是谈不上熟练掌握的。只有了解经方和时方二者的本质区别，才会在使用中医方剂水平上有质的飞跃，同时在对中医整体上有更深刻的理解。

弟：是吗？我不觉得二者有什么太多的不同，不都是在辨证论治的基础上选方择药吗？在分类概念和理解上大多医家也是如此呀。如果真按你所说的存在区别，我想大多数医生确实都算不上熟练掌握了。

兄：匪夷所思的问题正是在这里。谈论经方、时方多年，历代医家也从未在本质上分清二者的区别，至少我是没有看到这方面的论述；实际上，对经方、时方二者区别的了解是非常重要的。它不仅仅可以帮助我们提高临床诊疗水平，更可以帮助我们对整个中医理论体系有新的理解。但是，经方和时方二者的区别这话题又非常敏感，只怕深究下去对中医理论是个很大的打击呢。所以有时我想，历代医家从不在本质上区分经方、时方，其目的是否就在于此呢？是否已有前贤发现其问题而不愿也不敢揭示它呢？

弟：会有这么严重吗？

兄：自然现在是没有这么严重。中医界还没有认识到它的严重性，现行的中医理论体系似乎也依然能够指导临床。好，我们还是先分清经方、时方二者的区别吧，我认为它们之间至少有三大不同之处。

弟：请赐教。

兄：由经方和时方的不同组方是很容易看出二者之间的不同的。经方药物是长期实践中淘汰选择的结果，不是在后世药物归经和辨证论治理论指导下选择药物组方；经方药物针对症状，时方药物针对病机。因此，经方任何一味药物在方中都具有唯一性，不可替代；而时方药物相反，同一病机可有多种症状，因此可以在现代中医理论指导下按病机选择替代品。比如经方桂枝汤中桂枝，用桂皮肉桂替代都不行；时方四君子汤人参白术有时亦可用太子参黄芪等替代，这是第一。第二，就是你所说的经方、时方二者的出处不同，经方是出自《伤寒杂病论》，时方出自于后世医家之手。第三最为重要，也是很少提到的：经方侧重于使用经验，注重"有是证用是药"或"但见一证便是"；时方注重于后世所演绎而来的中医理论指导下的辨证论治。这是最为关键的一点，是思想方法问题，我将其称为经方思维和时方思维。

弟：我给你理顺一下吧。经方定义，一是出处必须是《伤寒论》；二是方剂中药物的唯一性；三是思想方式是"但见一证便是"。如果按你第三条不同点所说，可不可能得出这么一个结论：经方不注重辨证，时方才是辨证论治。按现代中医理论是不是可以说时方才是正确的中医诊疗方法？

兄：万万不可这样想。正确的说法应该这样：经方和时方二者都是在中医理论体系框架内的辨证论治，只是二者的辨证方法有所不同。经方注重原始经验辨证，是在"有是证用是药"或"但见一证便是"的经验下，再结合阴阳辨证论治。而时方的辨证论治则是在经方基础上，结合后世中医理论发展而来。

弟：怎么辨证不重要，我只关心结果。临床使用中，它们在疗效上有什么区别吗？

兄：岁月峥嵘，时间给了我们很多验证经方和时方的机会。在中医八九段高手中，经方或时方的运用效果也许区别并不大；在一般的中医医生手中，前者就像精确制导导弹，认证准确、定点打击，后者有时就不太好把握了。因此在使用效果上它们肯定还是有些区别的。

弟：有点深奥，能举几个例子说明一下吗？

兄：好吧。在相同的病机和诊断明确的情况下选方，最接近的例子就是表虚自汗症了。在《伤寒论》中太阳中风证，汗出恶风，营卫不和，桂枝汤主之；后世医家辨证为表虚自汗，创立了玉屏风散。桂枝汤和玉屏风散二者在临床辨证准确的情况下，效果差距也是很明显的。

在诊断并不可靠的情况下选方又会有什么差异呢？比如同一个喘证，十位中医生诊察后，按各自的辨证论治方式处方，很可能开出10张完全不一样的、甚至可能出现阴阳表里寒热虚实完全相反的处方。这十位中医医生即使医疗水平相近，这10张处方的效果也肯定是参差不齐的。而换个方式，如果告诉你此人喘并伴有头疼身痛、无汗恶风你会怎么想？请你不要用辨证论治的思维去想。

弟：这么简单的题目考我吗？这不就是典型的麻黄汤症状么。

兄：对，这就是时方思维和经方思维的不同结果。按中医理论辨证这是风寒表实证，按《伤寒论》中太阳病脉证并治就是麻黄汤证。这十位中医医生中，如果说没有学习《伤寒论》，或是对《伤寒论》不熟，按前法辨证，是不可能开出同样的方剂的；如果学习了《伤寒论》而按后面的方式——告诉你此人头疼身痛、无汗而喘，可以肯定基本上都是开出麻黄汤，最多是单味药剂量稍有差异，药物组成是完全相同的。这就是标准化，也就是经方思维。经方思维简单地说，就是两个不可替代：典型症状的不可替代和方内药物的不可替代。

请问，在你写出麻黄汤方时，麻黄汤方经过你大脑辨证没有？

弟：还真没有，应该是一种条件反射吧。不过我没有辨证并不等于这个方子没有辨证。老祖宗已经辨证好了，我只是很自然地拿过来用而已，还是属于辨证论治啊。

兄：很好，你已经要跟上我的思维了。老祖宗是怎么辨证好麻黄汤的？《伤寒论》中并没有说风寒表实证请用麻黄汤，而是告诉你：头疼身痛、无汗而喘者，请用麻黄汤，放心用，百试不爽。没有病机，后人根据麻黄汤使用经验，再试图用理论加以解释，是不是这样？

弟：是的。

兄：实际上所有的中医理论，包括辨证论治，最初产生的目的，都是为了解释前人用药经验。理论来自实践，当然实践也是检验理论正确与否的唯一标准。千百年的自然药物实践产生了中医理论，中医理论是对实践经验的解释，解释是否正确，又有待于在此基础上产生的时方的验证。

弟：有点绕口，我帮你理顺一下。经方实践产生中医理论辨证论治体系，再回过来指导实践产生了时方，反过来时方也证明中医理论的正确。是不是这个意思？

兄：概括得很好，言简意赅，就是这个意思。

弟：你说中医辨证论治的体系是建立在经方的使用之上，有什么依据吗？

兄：第一，任何理论体系都来自实践，这是常识。而我们知道，《伤寒论》是最早记录的临床实践经验书之一，也是最重要的经验集。如果说中医理论不完全是来自《伤寒论》，至少它也是最为重要的来源，没有之一，因为经方都是它的。第二，从逻辑上说，如果中医理论体系不能完整解释经方临床使用效果的话，这个理论体系就不能成立，整个理论体系就要坍塌了。

弟：但如果经方是在中医理论体系形成后产生也有可能啊。

兄：你的怀疑也有道理。但是，如果先有中医理论体系，那就不会出现"但见一证便是"的思维方式。金元至明清到现在，中医理论体系可以说得到了高度完善，可在这上千年的时间里，再也没有出现过"但见一证便是"式的经方了。说明在后世中医理论指导下，不可能产生经方。

在思想方式上，经方是对症，而时方是对证。经方的使用不当大多和方证不符有关，和你认证一个或几个特定症状的准确不准确有关。而时方的有效无效则是和你辨证（辨求病理病机病位）正确不正确有关了。

中医辨证论治体系来自实践中的对症治疗，也就是"但见一证便是"式的治疗。因此，"辨证论治"是应该可以合理解释"但见一证便是"的，而这种合理解释的正确性，也应当体现在以后的运用疗效当中。但从二者在临床使用中的思维方式和一些临床现象又让人疑惑，那就是"辨证论治"常常不能合理解释"但见一证便是"现象，二者间有时甚至有明显的冲突。当然，在我们的中医书籍中并没有体现出这种冲突，也不承认这一点，它的阴阳五行脏腑经络理论似乎构建得很完美，解释得很到位。但经方同意这种解释吗？我看是不同意，同意的话后世的经方就应该层出不穷才对，也就没有经方、时方之分了。经方思维和时方思维的不同，本身也是对中医理论体系唯一性正确性的否定。

弟：有点道理，这个问题等我好好考虑一下再讨论。刚才你的意思是经方和时方最重要的区别在于一个是对症，另一个是对证。可是《伤寒杂病论》中不也是某某方证吗？

兄：所有《伤寒杂病论》的证都是包含了几个特定的症，如桂枝汤证，必定要有恶风汗出，麻黄汤证，必定有无汗恶寒。至于桂枝汤证的风寒表虚证，麻黄汤的风寒表实证，那是后人给它的病机辨证，所以桂枝汤麻黄汤还是对症治疗。《伤寒论》"辨某某病脉证并治"不如说"辨某某病脉症并治"。这个"证"和现代中医教科书里的"证"完全不一样，所以《伤寒杂病论》中辨某某脉"证"并治不如说是辨某某脉"症"并治，这样不容易误导学生。

弟：好像有点道理。桂枝汤证和风寒表虚证有什么不同吗？

兄：前面已经说过，经方的方证是专门针对证候群的，桂枝汤证对有汗恶风症状就会有特别的效果。而通过辨证论治得到的病机为"风寒表虚"证者，也许有些症状就不会是"有汗恶风"了。病机虽然相同，但症状不同，药物自然也不同，效果也不同。麻黄汤为什么不能叫风寒表实证？小柴胡汤证为什么不能叫肝气不舒证？四逆汤为什么不能叫脾肾阳虚证？就是因为它们其中的几大症状在方证中所处地位而定。经方因是对症而设，所以经方在解决患者某些症状上就常常会有惊人的表现。消除症状快，那经方的魅力和特点就出来了。

弟：这明显不符合中医辨证理论体系。你的观点可以得到哪些中医理论或经典的支持呢？

兄：在现有理论上目前没有找到支持，也没有在其他著述中找到相似的讲法，只是我的个人观点，但我相信这个观点是成立的、是正确的；近代有些伤寒大家在临床上已经有意无意中运用到这种观点，虽然他们并没有在理论上明确阐述，这只是个思考深度问题。事实上，经方和时方在临床使用中，二者的区别痕迹还是很明显的。

弟：那你在病案中记录的有几个并非使用经方，是不是你想告诉我们：我是用经方思维方式使用时方，所以也算经方？

兄：是的，是有这个意思，在临床使用经方还是使用时方并不重要；无论经方还是时方，能把这个病人治好，对我们来说就是好方。但二者在概念区分上很重要，区分的目的是要我们领会这种思想方法；是辨证论治和"但见一证便是"两种思想方式如何灵活运用，如何找出规律性的东西。比如在我的病案中，出现了好几个使用郑钦安先生封髓丹的案例，就是因为这个方子，只要是表现为头面部症状的疾病都很有效，但在使用中，要注意参照阴阳辨证，对药物剂量比例进行调整；这就是规律性，是将"但见一证便是"和辨证论治完美结合，所以我也将它的几个病案选进来了。

弟：好像有个问题：中医的精髓在于辨证论治，现在你把"但见一证便是"和辨证施治相提并论，是不是不太恰当？

兄：从整个中医理论体系上看，二者并列确实有问题。尤其是我们常常重点提醒的是中医如何如何辨证论治，现在却说要"但见一证便是"或"有是证用是药"，和我们理解的中医治病观念不一样，一时会难以接受。实际在临床中，无论是经方或是其他方家，都会不知不觉中将二者结合运用。在后面，我不仅仅是把"但见一证便是"和辨证施治相提并论，还想将"但见一证便是"凌驾于辨证施治之上呢。

弟：你的意思是无论使用不使用经方，都会将辨证和对症治疗结合起来，都会有你所说的经方思维，甚至将"对症治疗"放在优先地位？

兄：对，是这样的。我们知道，一个正确的观点是必须以事实为基础的，而事实却是不以人的意志为转移的。但是，事实的选择和组合却可以是以人的意志为转移的。在思辨中，每个人的观点都是通过排列事实的格式来表达，同样的事实或证据，不同的观察角度，不同的排列组合，可能产生不同的观点；这就是俗话说的仁者见仁，智者见智。读中医病案也是这样：同样的病案选择，你的排列组合可以得出辨证论治是正确的结论，而我则可能认为恰恰相反。对经方和时方的解释，我们都是建立在病案经验的观察和排列上，只是角度或方式不一样。

弟：文绉绉的很拗口，不就是"张海迪阿姨虽然瘫痪了但还是自学了几门外语"，和"张海迪阿姨虽然自学了几门外语但还是瘫痪了"嘛。

兄：通过对一些事实的排列，我们可以得出中医指导临床的思维实际上有以下两条路线的结论。

一条是隐性的神农派 ——经方思维。也就是"但见一证便是"式思维，这条路线以《伤寒杂病论》为指导思想。

另外一条是显性的岐黄派——时方思维。也就是辨证论治理论指导下的思维，这条路线以《黄帝内经》为指导思想。

隐性的神农派在民国前的中医传承中占主导地位。在民国后，一些办中医学校的如恽铁樵等人，为了方便教学，完善中医理论，增加了更多的《黄帝内经》内容，延续下来成了今天占主导地位的显性岐黄派。

我们现在所认为的中医最重要的理论是辨证论治理论。辨证论治思维方式，或称时方思维方式，和经方思维方式实际是不相兼容的。

弟：这几年对经方的研究很多，但从没有看到你这种令人震惊的说法。按你这个说法理解，似乎经方思维是个更简单的方法，比辨证论治容易多了，只需要"但见一证便是"就行。

兄：实际上只要认真思考，这是很容易得出的结论。经方思维也并不是你想象的是简单的"但见一证便是"或"但见几证便是"，这个在后面我们还会谈到。

近年来，学术商业化，太过注重功利。有些学者连经方和时方的区别都没搞明白，最重要的经方概念和定义是什么也不知道，就以经方大师自居，哗众取宠；患者呻吟在侧，你开方子还开出了拉琴的快感。经方虽说按辨证思维是不好理解，但也不是什么高深的学问，不是谁的独家秘笈，一经说明相信大家都能熟练掌握，只是思维方式不同而已，依然没有脱离中医的思想范围。从临床看，总体上时方数量和使用率还是大于经方，如果办经方学院是不是也应该办时方学院？

经方和时方的关系、中医理论的一些问题，今后都应当进入中医基础教材，作为中医理论常识进行教学，让学生明白。这才是对经方的正确理解。

弟：行了，我们还是讨论学术吧。你能详细说说辨证论治和经方思维怎样不相兼容吗？

兄：今天就到这里，休息一下，我们明天再继续讨论。

弟：好的，再见！

第二节　辨证与对症

弟：上次我们谈的是经方和时方的概念问题，今天我们讨论辨证和对症，行吗？

兄：好。辨证和对症是个非常重要的问题，我们常说中医是辨证论治，请问辨证论治的对面是什么呢？辨证施治的对面自然就是不经辨证的对症治疗了，对症治疗有什么不对吗？

弟：当然不能说对症治疗就不对，好像只是不符合中医治病的基本精神。

兄：在临床，对症治疗也是一种必要的治疗方法。但辨证施治的思想体现了中医的整体观念，也是我们常说的中医理论的精髓所在。从理论上说，辨证论治似乎可以更深层地达到疾病的本质，"治病必求其本也"，就是这意思。

弟：嗯，我一直是这样理解的，对症治疗没有体现中医的整体观念。

兄：表面上看是这样的，但实际上对症治疗和辨证施治一样，不仅仅是一种治疗方法，也是一种思想方法。

弟：是吗？对症治疗只是一种治疗方法，辨证论治才是思想方法的吧。战术和战略二者是有区别的，级别不一样哦。

兄：很多人读了一辈子的《伤寒论》，却并不知道《伤寒论》的精髓所在。"伤寒中风，有柴胡证，但见一证便是，不必悉具"；在这里，"但见一证便是"似乎是专指柴胡汤证的几大症状，这就是"不识庐山真面目，只缘身在此山中"了。你把《伤寒杂病论》放下，站远了看，《伤寒杂病论》全篇无不体现出"但见一证便是"的指导思想，也就是对症治疗的思想方法。《诗经》三百篇，一言以蔽之，思无邪。《伤寒杂病论》三百条，一言以蔽之，"但见一证便是"。对症治疗的思想方法，是《伤寒杂病论》指导全书方剂运用的总纲，是全书的精髓，"但见一证便是"是全书的点睛之笔啊。

弟：你的病案中也确实是有一些体现了"但见一证便是"的处方原则，但不能以此就否定辨证论治。

兄：我提出强调"但见一证便是"，并不是要否定辨证论治，而是要提高"但见一证便是"的地位。记住：第一，"但见一证便是"是古人千百年来临床实践经验的总结，和辨证论治理论一样是中医的精髓，也是中医临床的指导思想。第二，辨证论治理论必须能够解释"但见一证便是"。

弟：你说辨证论治必须能解释"但见一证便是"，如果有些中医理论无法解释"但见一证便是"效果，这个理论难道说就是错的吗？

兄：注意，我现在只是用了比较客气的说法：二者是不相兼容的。不能兼容不等于是某方是错的，中医理论在临床实践中隐藏的两种思维方式的不能兼容，可以说是造成我们今天中医理论常常难以自圆其说和临床效果不佳的一个重要原因。更糟糕的是，大多数中医并不知道这一点，甚至没有感觉到二者矛盾的存在。

弟：这应该是你临床运用中医理论的体会，没有谈到辨证论治和对症治疗的关系问题。

兄：在前面我们谈到过：从逻辑上说，"辨证论治"理论来源于最初的"但见一证便是"，那么，"辨证论治"就应该也一定能合理解释"但见一证便是"现象。事实上也确实能解释一部分"但见一证便是"现象，但更多的时候无法解释，甚至在个别关键问题上让人困惑。这种困惑只有在临床运用《伤寒杂病论》中经方多年后，并从中体会到经方的运用效果时，可能才会有这种感觉。重复说一遍：如果"辨证论治"能完美解释"但见一证便是"现象、能完美指导临床治疗，就不应该出现"但见一证便是"式的思维方式；运用"但见一证便是"方法效果常常优于"辨证论治"方法的现象。

正因为"辨证论治"不能合理解释"但见一证便是"现象，而"但见一证便是"现象又每每存在，伤寒名家胡希恕老先生才会发出感叹：有是证用是药，搞这么高深的辨证施治，引经据典唬人，不过是走方郎中想多弄几个有钱人的钱而已（大意）。

弟：你这是把辨证论治理论一棍子打死了。

兄：当然不是要一棍子打死，胡希恕先生的很多病案实际上也是体现了辨证论治精神的。我认为他这么说的意思是告诉我们：不要把辨证论治抬得太高、太神秘化了，辨证论治理论是有缺陷的，临床运用时不一定正确。

弟：我赞同你的质疑，独立思考的思想很重要，对任何事物的质疑都是应当的。但辨证论治是中医理论体系的核心部分，临床已经使用了一两千年，你质疑它的正确性还是必须有更多更可靠的依据才行吧。

兄：我们常说"一味偏方气死名医"，在临床中一些方剂的使用，如偏方、单方、经验方、甚至经方，有不少是无法用中医的辨证论治理论加以解释和复制的，这一类例子我们在临床中经常碰到。在这里我举两例我们熟知的经方临床家的例子：经方临床大家江尔逊先生，在他的著述中多次提到并多次临床运用的一个方剂，《金匮要略·中风历节病脉证并治第五》中的"古今录验续命汤""治中风痱，身体不能自收持，口不能言，冒昧不知痛处，或拘急不得转侧"。虽然江尔逊先生用此方治疗风痱屡用屡验，却自称无法用中医理论进行合理解释。第二个例子，《金匮要略·痰饮咳嗽病脉证并治第十二》中的另一个方子，广东名医黄仕沛先生运用"木防己汤"治疗"膈间支饮，其人喘满，心下痞坚，面色黧黑，其脉沉紧"，也是屡用屡验大加赞叹，却也是自叹无法理解。从两位先生的著述中看，他们的中医临床实践和中医理论水平是无可怀疑的；作为经方临床家，职业八九段的人物，却无法用理论解释自己所用方药的效果，这是什么问题？这两位大家所遇到的困惑并非他们所独有，相信很多临床医生也遇到过。而所谓的偏方、秘方和经验方，正是通过中医四诊八纲采集信息，然后按辨证论治理论处理后，无法正常开具的处方。

弟：我能理解你的意思，就是说中医理论体系是不完善的，是有缺陷的，细想也确实存在这些疑惑。

兄：中医理论的形成已有一千多年，中心内容基本无变化，限于古人的认知水平，其理论肯定是有缺陷的。现在看来，生成中医理论的过程中，对前人经验，当然也包括对《伤寒杂病论》的解释，是非常不到位的。前人形成中医理论的最初目的，更多只是为了说服自己，而不是为了解释给别人，更不是为了用于今后指导临床。"怎么证明阴阳五行学说？""因为有这样的现象"；"怎么解释这种现象？""用阴阳五行学说解释"。循环论证，这就是中医理论的基本思想方法。

从中医理论体系成型以来，中医理论就从来不缺乏争论；有争论固然是好事，但也从另一个角度说明问题，说明中医理论有太多的不可靠性。在中医理论的临床运用和验证中，各人会得出不同的结论；历代繁多的个人医案总结，不也正是对中医理论体系怀疑的一种表现吗？

科学进步就是不停地推翻自己，人类总是在纠正错误中前进的。在对待自身不足方面西医是很清醒的，而中医则依然缺乏这方面的自知之明；希望中医理论也能在探索中不断地完善自己，纠正自己的错误。

弟：你这个观点我同意，人类总是在错误中发展，从发现中前进。从你的讲话中可以体会到你对中医的感情，爱之深、责之切。

作为你的病案评论员，从你的病案看，有些效果相当不错，你难道不是用中医理论指导临床吗？

兄：当然，我也是用现行中医理论指导临床。从医四十年，经验不多，教训不少，正因为有过切肤之痛才有那些感悟。

刚才说到各人在临床验证中，对中医理论有着不同的理解，自然我也有我的理解；每个人都是从年轻时代走过来的。我在青年时期也犯过不少错误，有些错误甚至是不可原谅的，至今仍深深印在脑海里。我对中医理论的验证就是不能尽信教科书中的内容，有些甚至是最基础的内容。

辨证论治和"但见一证便是"关系是个原则性问题，如果不好好思考，可能一辈子也要蒙在鼓里，严重影响业务水平呢。

弟：你谈到的"辨证"和"辨症"方面大方向上的问题，让我感觉中医理论似乎非常混乱，让人无所适从。而且从经方、时方和中医理论的关系来看，我们越证明经方的效果反而越能说明中医理论的漏洞。现在假设你的观点是正确的，你认为是什么原因导致了这种混乱状况的产生？

兄：那就要从我们现在的中医理论基础谈起，从《伤寒杂病论》和《黄帝内经》谈起。我们现在的中医理论基础多是来源于《黄帝内经》，而不是来源于汤液派的《伤寒杂病论》，这造成了理论和临床的脱节，造成了理论难以指导临床，甚至是中医理论水平越高，临证水平反而越难提高的现象，南辕北辙么；所以也有了"中医高手在民间"、"教授不如乡村医生"的说法。

行了，有关《伤寒杂病论》与《黄帝内经》这个问题下次我们再谈吧。今天就到这里。

弟：好吧，再见。

兄：再见。

第三节　《伤寒杂病论》与《黄帝内经》

弟：上次说到中医理论缺陷问题，在业内对中医理论的怀疑很普遍吗？

兄：不多，至少从我观察到的情况看，因袭相沿也成真理了；何况辨证论治理论听起来好像也不是完全没有道理，临床运用也是有些效果的，只不过是认真思考会发现有那么一部分解释不通，而且不能得到临床实践验证。

弟：从你前面所说看，中医理论系统问题和中医理论起源有关系。

兄：是的。最早中医理论的产生，当然是为了解释自然界一些植物矿物用于人类疾病治疗中出现的现象和反应，而后又反过来指导这些植物矿物的运用，这些理论基本是靠想象，就是我们说的"黑箱理论"。"黑箱理论"有它一定的科学性，但缺陷也是非常明显的，那就是虽然输入和输出的结果可能重复并得到验证，但不一定是唯一的正确结果。现代数学证明，"黑箱"中可以多达 n 个开关控制同一盏灯。辨证处方可不可能几条大道通罗马？当然完全可能。处方有效只能证明你辨证论治思路正确，但在打开箱子前，我们并不能证明线路的唯一正确，或是如你想象中的那样正确。在临床，中医理论在实践中还常常有不可重复性，也说明其理论并不是绝对可靠。我们也常看到，一个苦读十几年的中医学博士，并不比一个缺乏基础理论训练而临床十几年的乡村中医高明，也说明理论的可能错误或者需要正确的经验来矫正。至于"行医三年始信世间无可用之方"，则更是对理论无法指导临床的感悟。

弟：你说的这种中医理论体系缺陷问题，是不是会影响中医整体临床诊疗水平呢？

兄：肯定会的，尤其是对年轻医生影响甚大。黄仕沛先生在 50 多岁时著《亦步亦趋用经方》，发出"觉今是而昨非"的感慨，就是说今天才知道昨天错了，今天的我才是正确的。昨天的是什么？是他以前学的书上的那些东西。今天的"觉是"是什么呢？是我自己悟出来的经验，这些经验就是对书本知识的否定，尤其是对中医基础教科书的否定，这些经验也并非黄仕沛先生独有。一句"觉今是而昨非"，从 20 岁到 50 岁，花了三十年才明白，我是完全能理解的。

弟：错误只是一部分吧，如果完全错误了也不可能指导中医临床上千年。

兄：当然，中医理论有错误的部分，也有能正确指导临床的部分，但即使能有效指导临床的正确部分，也还有待更科学的解释。在学习中要注意去伪存真，要善于鉴别。我在青年学习时期，有幸师从过十多位观点和学识不同的中西医老师，了解不同观点对进步很有帮助。我曾经说过，一个好的中医老师并不是他对经典能倒背如流，而是知道哪些理论可能是正确的、哪些理论不可靠值得怀疑。

弟：中医理论体系和临床脱节的问题，你认为根源在哪里呢？

兄：当然是在《伤寒杂病论》与《黄帝内经》身上了。要厘清其理论，就必须涉及理论指导思想的来源，这就涉及《伤寒杂病论》与《黄帝内经》的关系。它们是父子关系还是兄弟关系、夫妻关系，有待厘清。

弟：中医的几大经典中，《黄帝内经》是基础中的基础，是中医理论的来源，《黄帝内经》和《伤寒杂病论》应该在理论上是上下级关系吧。

兄：我们一直认为《黄帝内经》是中医理论的最早典籍，包括《伤寒杂病论》在内，都是在《黄帝内经》的基础上发展而来，而太多的事实证明并非如此，前辈们对这个问题曾有过不少争论。

弟：仲景先生《伤寒论》自序中不是写得很清楚是上下级关系吗？

兄：那是经过太医令王叔和编撰过的《伤寒论》自序，不可信，这个可以参考杨绍伊先生的《伊尹汤液经·张仲景论广汤液经序》。在皇甫谧《甲乙经·序》中有"伊尹以元圣之才，撰用《神农本草经》以为《汤液》"，又有"仲景论广伊尹《汤液》为十数卷，用之多验。近代太医令王叔和撰次仲景遗论甚精，皆可施用"。可以看出皇甫谧也认为《伤寒杂病论》来源于《汤液》，而《汤液》来源于《神农本草经》，仲景只是论广而已。20 世纪 40 年代，专攻医经的杨绍伊刘民叔先生回忆，在听其经学大师廖季平先生的医课时，廖季平先生是从不讲《黄帝内经》的。廖季平先生明确表示：神农、伊尹才是中医汤液派的鼻祖。他们皆认为《黄帝内经》是为针灸而立，和汤液无关。经方大家胡希恕先生说"仲景书本与《内经》无关"；伤寒专家刘渡舟先生觉悟比较迟，晚年才认识到这个问题："我从仲景本伊尹之法、伊尹本神农之经两个本字悟出了中医是有学派之分的，张仲景乃是神农学派的传人。"这个学派就是汤液派和针灸派两大门派。

结论就是：《伤寒杂病论》是本专业的、可靠的临床经验集和方剂集。其中对临床疾病症状的描述，对药物使用的精准程度，令人叹为观止。这绝不可能是在一本谈养生、谈针灸经络的理论书指导下用人生短短几十年就完成的；《伤寒杂病论》没有几百上千年、无数代人的反复试用验证，也是绝不可能编撰出来的。考古学家研究表明，神农时代大约在距今五千至一万年，远在黄帝之前（公元前 2600 年）；伤寒学派作为神农的传人，自然和《黄帝内经》无关，所以我们不要把《伤寒杂病论》的成就算在《黄帝内经》上。

弟：你是说《伤寒杂病论》和《黄帝内经》一点关系没有？

兄：通过上面这些考证，我认同《伤寒杂病论》和《黄帝内经》无关的观点。《伤寒杂病论》就是一本中医独立的，集临床症状鉴别诊断学、方剂学、治疗学于大成的著作。最初在《伤寒杂病论》和《黄帝内经》这两本书的指导下，分别设立了汤液派和针灸派。现在这两派混为一谈，统称为中医了。

弟：作为中医的两大组成部分，针灸派和汤液派现在是共享一套理论。我们了解了中医理论的来源，对中医汤液派来说，会有什么大的影响吗？

兄：作为一个普通中医师，可能有时并不想了解这些。因为他会觉得了解不了解中医理论的来源问题，对中医理论在临床的使用没有什么意义，实际并不是这样。我们了解中医理论的来源后，在临床可以帮助我们对现有的、有缺陷的中医理论进行甄别取舍使用，有利于更正确地运用中医理论。比如，在方剂汤药方面，我们就可能更多地运用到汤液派的鼻祖《伤寒杂病论》的内容，而对《黄帝内经》的内容则可能更多用于针灸推拿和养生保健。

弟：如果这样，那《黄帝内经》所衍生的理论是否可能淡化？

兄：在没有创立新的理论之前，这个也是不可能的。刚才已经说过，《黄帝内经》更多的只是一部谈养生、谈针灸经络的书。在这本书的基础上，后世医家衍生丰富了中医理论，包括五行生克、脏腑经络、气血津液、药物归经等。然后在这些理论的基础上，后世医家在汤液派中又逐步派生出了更多的流派。比如什么局方派、攻邪派、千金派、温病派、温补派、汇通派等七八个门派，甚至还有滋阴派、脾胃派、火神派。实际上这些流派在临床运用中，只是针对某种证有些效果，但更多的是其局限性。

弟：你所列的门派中好像漏了伤寒派。伤寒派不也是一个门派吗？

兄：伤寒派准确说不能算是一个门派。

弟：为什么这么说？

兄：伤寒学说不是一个流派的学说，是中医汤液运用的基础，也是中医临床学的根本学说。后世的温病派、温补派、攻邪派等都是从这里派生的。

弟：从你这些观点来看，指导中医汤液临床的理论应该是以《伤寒杂病论》为主，而不应该是《黄帝内经》。

兄：确实是这样，我认为在临床方法上应该以《伤寒杂病论》为主，在宏观概念、生命观上以《黄帝内经》为主，二者结合。

弟：但现在我们依靠《黄帝内经》衍生的这些理论指导临床处方用药，总体上说还是成功的，王叔和认为仲景先师是在《黄帝内经》的指导下完成《伤寒论》也并不见得错了。

兄：这就是分歧。王叔和整理仲景先生《伤寒杂病论》有功有过，认为是在《黄帝内经》指导下完成《伤寒杂病论》也许是最大的错误，直接导致了后世医家借用《黄帝内经》衍生成中医汤液派理论。

弟：你刚才引证的好像大多都是前贤的看法。你是怎么看《伤寒杂病论》和《黄帝内经》这两本书的？

兄：行，我们先说《伤寒杂病论》吧。我不是经学家也不是考古学家，我只能从《伤寒杂病论》的内容谈谈看法。我是一向反对逐字逐句读死书的，《伤寒杂病论》也是这样，如果你是分段分句只注意它的条文意思，你是无法理解全篇意义的。我们不可能在这儿讨论全篇《伤寒杂病论》，但我们可以举些例子。

比如说，在太阳病篇第 12 条，第一次出现桂枝汤时，有"㕮咀三味"一句，这三味药应该是桂枝芍药甘草；如果单从条文理解是没有太大意义的，很容易忽视它，如果联系后面一些条文来理解就有意思了。"㕮咀"二字是用牙咬咀嚼的意思，另有一种解读为用某种工具捣碎，不管是牙咬或工具捣碎，都是除了用刀外的加工方法。桂枝芍药甘草即使新鲜也是很难咬的，如果干的就更不用说了，牛也咬不动。那么是不是没有刀呢？后面有"生姜三两，切"，说明还是有刀的。在后面的桂枝加葛根汤、桂枝加附子汤、桂枝麻黄各半汤等方中，同样都有桂枝汤的主药桂枝、芍药、甘草三味药，但没有注明"㕮咀三味"四字。是不是忘记了或者是因为前面桂枝汤已注明"㕮咀三味"、后面如法炮制即可？综观《伤寒杂病论》中方剂的使用，每一方无论是药味多少，在药物炮制和全方的煎服法上，可以说是不厌其烦、务求详尽的，所以这两点猜测基本可以排除。至太阳病篇第 163 条桂枝人参汤，出现特别叮嘱"桂枝四两，别切"，说明这时桂枝常规要切也当然能切。那么有没有可能是"㕮咀三味"这种加工方法让三药混合捣碎后再煎，桂枝汤调和营卫敛阴和阳的效果更好呢？如果是，在桂枝麻黄各半汤以及后面太阴病篇中的桂枝汤，这种特别需要体现桂枝汤作用的情况下，都没有再使用"㕮咀三味"作何解释？"㕮咀三味"的加工法在《伤寒论》中只出现了一次，虽然在《金匮要略·呕吐哕下利病脉证并治第十七》也有桂枝汤中"㕮咀三味"，但那个条文是《伤寒论》第12条原文一字不改照抄，没有意义。我们排除了"哎咀三味"是桂枝汤特别的加工方法，也排除了没有刀，163条条文又帮我们排除了桂枝不能切，唯一的结论就是当时出现桂枝汤时刀还不够锋利。

常识告诉我们，铁器切树枝是没有问题的，如果是铜器就可能硬度不够。历史常识告诉我们铁器的使用和铁的冶炼术是在2600年前，也就是公元前600年才传入中国，公元前600年是春秋战国时期，还属于青铜器时代，这个时期距《黄帝内经》成书600年，再过600年才能见到《黄帝内经》。湖北江陵出土的越王勾践剑说明那个时期已经有很锋利的青铜器，也可能民间太少，医生和一般家庭应该没有。桂枝汤第一次出现在《伤寒杂病论》时，有桂枝汤需"哎咀三味"四字，后面桂枝芍药甘草再也没有"哎咀"过了，其他任何方剂中药物也没有再"哎咀"过。从上面的分析我们似乎可以得出如下结论：第一，最早的《伤寒杂病论》中方药的记录可能在2600年前，也就是比《黄帝内经》早600年。第二，《伤寒杂病论》的全书成书时间的确是跨时间段几百年或上千年，从没有锋利坚硬的刀到有了锋利坚硬的刀的过程，从青铜器时代到铁器时代，这个非常可能。

这个例子你应该能明白我的意思，我们看这本书必须站在另一个角度看，它不是简单的某人某个时间段写的一本书。《黄帝内经》和《伤寒杂病论》不是父子关系，也不是上下级关系，是毫无关系。

弟：按你这个说法《伤寒杂病论》时间跨度这么大，书中越靠后面的章节是不是成书越晚？比如少阴病厥阴病篇晚于太阳病阳明病篇。

兄：这个倒不一定，没有这方面证据，只能说桂枝汤在太阳病篇和太阴病篇中可能有时间跨度。

弟：你是思绪飞扬啊，你觉得真的是像你讲的一样吗？

兄：读书就应该这样读，是不是真的这样有待于以后去考证。我们知道，《伤寒杂病论》是一本临床实践用书，如果《伤寒杂病论》理论来源于《黄帝内经》，《黄帝内经》理论来源于哪里？不可能凭空捏造吧。《黄帝内经》的理论基础建立在什么之上？《黄帝内经》的理论也是来源于实践，只是来源于生活中饮食起居的养生保健、按摩针灸实践，这个可以从《黄帝内经》的实质内容看出。也就是说，《黄帝内经》对养生保健、按摩针灸更具有指导意义，而不是汤液治疗实践。

弟：好吧，你的想象力太丰富，我有点跟不上。那么《黄帝内经》及其衍生的中医理论有哪些是可以和《伤寒杂病论》结合在一起并指导临床的呢？

兄：它的辨证思想，事物的对立统一观，人与自然的生命观，最为有用的当然是阴阳学术。也就是说最有价值的是《黄帝内经》的思想方法，而不是它的具体内容。

弟：其他呢？比如说五行学说、脏腑学说、经络学说等。

兄：这些都属于具体内容。五行学说和经络学说，对中医汤液的运用基本上没有指导作用，脏腑学说偶有一用，但也很牵强。

弟：那八纲辨证学说呢？

兄：八纲辨证学说当然是后世以《黄帝内经》为基础发展出的最有价值、最优秀的理论，已经包含在我所说的辨证思想里了。

弟：那《伤寒杂病论》中的六经辨证呢？

兄：六经辨证和八纲辨证二者没有可比性，六经辨证理论不存在，更不能说是一个辨证体系。

弟：六经辨证不是一个辨证体系？

兄：对，六经辨证不是一个辨证体系。

弟：此话怎讲？

兄：既然你提到六经辨证，就顺便讨论一下胡希恕先生的六经辨证观点也好。胡希恕先生认为《伤寒论》贯穿了八纲辨证，这个我不能同意。你不能说《伤寒论》四逆汤对里虚寒证有效，就认为仲景先师是按八纲辨证而施治，甚至就得出八纲辨证出于《伤寒论》的观点。我认为六经辨证和八纲辨证完全是两个概念，二者一点关系也没有。更不能说六经辨证即是八纲辨证，或说由八纲辨证发展为六经辨证。

胡希恕先生的《伤寒论》方证对应理论当然是非常经典的，他对《伤寒论》的理解和研究也已达到一个高峰，他若能继续深入下去，很可能会得出和我的观点一致的结论，那就是不存在六经辨证体系，只有一个六经认证体系。实际上，胡希恕先生的方证对应理论已经是六经认证理论的前沿了，方证对应理论本身也是对六经辨证体系的否定。

弟：你不同意八纲辨证和六经辨证间的关系，这个我没意见。但你说不存在六经辨证体系这就有些太过分了吧？

兄：作为中医的任何辨证体系，首先它必须能完整解释疾病原因、病性、病位、症状、用药效果和体系内疾病间的关系。八纲辨证基本可以做到这一点，卫气营血辨证、脏腑辨证、三焦辨证等基本上也能做到，而六经辨证做不到。

为了更好理解我们还是举例说吧。厥阴病篇是《伤寒杂病论》全书中比较典型的一个章节，如果说你读懂了这个章节，你会对《伤寒杂病论》"六经辨证"有新的认识。读《伤寒杂病论》时，在前面的太阳病到少阴病五篇中，如果说多多少少还能有一点辨证的感觉的话，那么在厥阴病篇是完全感觉不到的了。

弟：你说说看，我洗耳恭听。

兄：我们看看《伤寒杂病论》第337条条文，这是一条非常重要的条文："凡厥者，阴阳气不相顺接，便为厥。厥者，手足逆冷者是也。"很多人认为它是厥阴病的病机的说明，是不是这样呢？实际上不是，它并没有说明白厥阴病的病机，它只说明了结果。"阴阳气不相顺接"对厥证可以说是因，但"阴阳气不相顺接，便为厥"并没有说明为什么会"阴阳气不相顺接"，是什么原因导致"阴阳气不相顺接"呢？这个原因就是病机，这个"阴阳气不相顺接"的果是从何而来呢？而我们从后面的条文有"脉微脏寒"的"厥"到"厥深者热亦深"的"厥"，又可以知道，无论是阴盛阳虚或者阳盛阴虚，或者气机不畅或者血行不畅，都可以导致"阴阳气不相顺接"，出现厥证。那么我们知道了，"厥证"的病机是多方面的，真正的"因"是"脉微脏寒"或"厥深者热亦深"；请注意，"脉微脏寒"和"厥深者热亦深"是两个性质完全相反的病机。那么我们是不是应该有点头绪了："厥证"才是厥阴病的共同点，无论这个"厥证"是寒是热都行。

厥阴病篇十九法十六方，我们试搜集几个和前面各篇没有太多重复、也是厥阴病最重要的处方和条文，看看它们的共同症状再来证实一下。

弟：嗯，请继续。

兄：第一个方子是乌梅丸，主治蛔厥。蛔厥自然有"厥"，这个"厥"按现代医学可以理解为蛔虫引起的疼痛性休克，表现为汗出肢冷甚至于昏厥。符合"厥证"。

第二个方子干姜黄连黄芩人参汤，这是个上吐下泻的病人，虽然在条文中并没有写明"厥"字，好像没有出现"厥证"，但是我们可以根据条文"伤寒本自寒下，医复吐下之，寒格，更逆吐下；若食入口即吐……"，推测到病人反复的吐下，出现脱水、电解质失衡，可能会有肢冷麻木，头晕，甚至于心衰休克等症状，表现为中医的"厥"，这个也是应当有"厥证"。

第三个处方是麻黄升麻汤，其中条文中已经说明了"寸脉沉而迟，手足厥逆"，"厥逆"二字也表示病人有四肢发麻冰冷的意思，也有"厥证"。

第四个处方是当归四逆汤方，条文是"手足厥寒，脉细欲绝者，当归四逆汤方主之"，也有"厥证"；"手足厥寒"这个也是一目了然了，四肢又麻又冷。

第五个处方是"若其人内有久寒者，宜当归四逆加吴茱萸生姜汤方主之"，这个虽然没有说出"厥逆"二字，但我们从"若其人内有久寒者"可以知道其人体质内寒较重，再加上合用有当归四逆汤方，也就知道必然有当归四逆汤方的"手足厥寒"症状，所以这个病人从病机和症状来说，应该比"手足厥寒，脉细欲绝者，当归四逆汤方主之"的"厥证"还重。

第六个处方是白头翁汤，"热痢下重者，白头翁汤主之"。这依然是个下利脱水，可能出现肢冷麻木头晕病人，只是性质不同，是中医所说的热痢而已，后期也应该有"厥深者热亦深"、"阴阳气不相顺接，便为厥"的"厥证"。

这六个方子都有典型的共同症状，就是"厥证"；其中有四个方子明确标出有"厥"字，另外有两个处方合理推测应该有"厥证"，这个"厥"可以理解为"晕厥""肢厥"。这六个方子在病机上，只有两个方子当归四逆汤和当归四逆加吴茱萸生姜汤的病机相似，其他方剂在病机上没有共同之处。那么我们知道了，这六个方子它们放在厥阴病篇里的原因，就是因为它们都能治疗"厥"这一症状。另外像白虎汤、茯苓甘草汤、瓜蒂散、通脉四逆汤等几个方子也都含有"厥"字，但病机各不相同。现在我们明白了"凡厥者，阴阳气不相顺接，便为厥。厥者，手足逆冷者是也"这条条文的意义所在：意思是无论任何原因、任何病理病机引起的"阴阳气不相顺接……手足逆冷者……"都属于厥阴病。换言之，也就是说厥阴病并无统一的病机可言，这十几个不同性质的处方集在一起的原因只是它们有个共同的特点：都能治疗某种"厥证"。

弟：慢点慢点，我也头晕有点厥了。

兄：我们知道，所有的中医辨证体系都是通过四诊收集证据，再用中医理论体系中的或者八纲辨证、或者脏腑辨证、或者三焦辨证、或者卫气营血辨证，分析病理病机，归纳后再根据辨证所得病理病机，判断阴阳气血有余不足，然后得出诊断病名，再按照损有余补不足原则平衡阴阳得出治则，再行议定处方。简单地说，也就是一切中医辨证体系都是以病机分析为核心，辨出病性病位，是不是这样？既然如此，从上面我们对厥阴病篇处方的分析看，厥阴病并不是因病机而成立，而是因一"厥证"而成立，是个症状，也就是说厥阴病篇通篇没有辨证论治，没有病性和病位。那么，其他五经又是什么情况呢？其他五经也大致是这个情况，只是没有那么明显而已，比如四逆散和少阴病的风马牛不相及等。推而广之，也就可以说六经辨证是不存在的。

首先，一个所谓的体系，就是在一个范围内，同类的事物必须按照一定的秩序和内部联系组合而成的整体。《伤寒杂病论》的六经辨证作为一个辨证体系，如果说不能将"同类的事物"归纳到里面去，也就没有意义，不成为体系了。

其次，和西医诊断学不一样，正确的中医的诊断可以说完全是以诊断性治疗为前提的，辨证和诊断正确与否，只有处方用药后才知道，处方结果是诊断的唯一依据。在太阴病和少阴病的治疗中，都是用"四逆辈"，如果说用药相同、效果相同，你怎么解释病机、病位、病名不同？如果无法解释，又怎么体现六经辨证及其指导作用？比如临床辨证麻黄汤方证，用麻黄汤方得效，诊断结果自然是太阳病伤寒。如果用桂枝汤方治愈，则修正诊断为太阳中风。同理，一位吐、利、厥病人，若用附子理中丸方治愈，你也绝不可能依然诊断为厥阴病。如此，那为什么用少阴病专方四逆汤治愈的患者则可以诊断为太阴病或者是厥阴病呢？

无论是按"辨证论治"或"方证对应"或"有是证用是药"理论，方剂在中医最后诊断上都具有不可替代的、决定性的意义。所以，任何脱离了方剂效果的诊断都不可能是正确的，也是不成立的，验证诊断正确与否的唯一途径就是处方的临床最终效果（所以《中医诊断学》是门很纠结的课）。

最后，前面我们说过，中医辨证体系如八纲辨证、卫气营血辨证、脏腑辨证等，它必须能解释疾病原因、症状和指导用药。在《伤寒论》末篇有《辨霍乱病脉证并治》及《辨阴阳易差后劳复病脉证并治》，尤其是《辨霍乱病脉证并治》，为何编撰者没有将其纳入太阴病或少阴病篇中？在这一篇中四逆加人参汤方、理中丸汤方、通脉四逆加猪胆汤方，完全就是太阴和少阴病证么。我们可不可以这样理解：用药相同，是因其症状相同，然而又实在无法从六经上予以解释，所以也就未纳入太阴或少阴病脉证并治。和厥阴病篇中的乌梅丸方、当归四逆汤方、当归四逆汤加吴茱萸生姜汤方、麻黄升麻汤方、干姜黄芩黄连人参汤方、白头翁汤方等方因症状而归类是一个道理。但是，也有例外者，如《肺痿肺痈咳嗽上气病脉证并治》的一些方剂，有射干麻黄汤方、厚朴麻黄汤方、越婢加半夏汤方、小青龙加石膏汤方等，从病机上说，这些方剂和太阳病都有明显关系，完全可以而且也应该归入太阳病系列，为什么不列入太阳病篇？而是又单独另立《肺痿肺痈咳嗽上气病脉证并治》？唯一的解释就是立论完全未从病机或辨证等理论考虑，而是只从症状入手。

杂病《金匮要略》篇是太医令王先生分列的就不说了，如果能归入六经篇中王先生也不会另立《金匮要略》。

弟：嗯，有些明白了。你谈到中医的诊断，中医诊断正确与否只有用药后知道，这里面似乎有点问题。

兄：你思维很敏锐，是不是发现里面存在悖论？既然所有的诊断都是必须通过治疗才能得到验证，那么诊断就已经失去了对临床用药的指导意义，换句话说，所有的中医诊断在治疗前都可能是不正确的。所以，我认为中医是没有诊断学的，至少中医的诊断学是没有临床指导意义的。我们现在所谓的中医诊断基本都是为了事后的解释。

弟：我们还是回来继续讨论六经辨证吧。

兄：上面说了这么多，如果你还不能理解的话，实际上我们还有一个更为简单的方法可以证明六经辨证理论不存在。因为中医方剂药物也是和诊断紧密相联的，理论上方剂药物肯定也是可以分类的，我们用辨证体系将方剂药物分类归纳一下：在八纲辨证体系下，我们基本可以将所有的处方和药物进行八纲分类，无论是经方时方或者中药防风荆芥都可以；而六经辨证体系做不到这一点，比如四物汤桑菊饮你能将它们归入六经辨证的哪一经？防风荆芥你能将它们归入哪一经？

所以我认为，仲景先师的《伤寒杂病论》为什么会出现六经病脉证并治的名称，实在是受到当时流行的六经经络学说影响，借用六经分列六大方证群而已，和辨证体系没有任何关系。

弟：以你所说确实是有不少值得疑惑的地方，难道前人都没有发现？

兄：当然有发现。那么出现这么多破绽是什么原因呢？只有一个原因，就是仲景先师编撰《伤寒杂病论》时并未考虑什么理论体系，所有这些我们今天称之为破绽的东西，对他来说根本不是问题，自然毫无意义；后人将《伤寒杂病论》强行演绎出一套理论体系，自然也就漏洞百出了。为什么这些破绽一直能存在，难道没有人发现？不是，而是基于对仲景先师《伤寒杂病论》的神话。在脑子里首先立论《伤寒杂病论》完全正确，如果有标点符号的话，甚至每一个标点符号都是正确的。发现有问题有漏洞，不是想办法辨别其真伪，而是想办法填补、掩饰，牵强附会予以解释。

弟：有道理。

兄：我们强调《伤寒杂病论》的重要性和它的杰出贡献，但也要认识到《伤寒杂病论》的不足，没有必要神话《伤寒杂病论》。有些理论家将《伤寒杂病论》神圣化神秘化，将《伤寒杂病论》398条条文，每一条文的上下左右勾勒得神乎其神；这个如何排列，那个如何对比，煞有介事，"逐条详解"终致"死于句下"；先就认定仲景先师制定了一套完整的辨证理论，这套理论至今我们无法企及、无法突破，甚至难以深刻理解和熟练掌握。从世界文明史上看，无论有无文字记载的、现代依然承传使用的古代科学技术，经过不断发展，现代技术水准必定高于古代技术水准。中医学作为一门没有断层过的实用技术，如果说《伤寒杂病论》真有一套现代人无法理解、无法掌握、如此高水平的理论，那也有违历史发展规律。这也是一种缺乏常识的思维。

《伤寒杂病论》说简洁一点，就是一本优秀可靠的经验方集。我们相信《伤寒杂病论》是一本经验集，相信古代还有很多有效的方剂并未记录在内。没有记录的原因无非两个，一是方剂实践经验不够，二是遗漏了。所以，今天我们对《伤寒杂病论》依然有很大的发展空间，相信未来一定会有如《伤寒杂病论》中的"但见一证便是"处方出现。

弟：按你这种说法，无数前人对《伤寒杂病论》的研究会被一笔抹杀了，必定也会给中医理论界带来震撼吧。

兄：当然，这个结论有点残酷，一下就把几百上千年历代医家学者辛辛苦苦建立起来的理论体系和研究成果彻底推翻了，这个观点要得罪不少人的，光是注家就好几百呢。得罪古人不要紧，得罪今人就麻烦了，现在那么多经方学院经方大师《伤寒论》大师靠这个吃饭，要找我拼命的。

《伤寒论》没有理论体系，没有辨证体系，但不等于它没有思想方法。无论如何解释《伤寒论》，也不会有损《伤寒论》在中医史上以及现代中医学运用上的重要地位；《伤寒杂病论》的地位是不可替代的。

我们尊崇仲景先师，不如说我们尊崇我们的先辈吧。先辈们的《伤寒杂病论》开创了一个时代，这个是我们无法望其项背、无法超越的。但以现代医生所掌握的医学知识水平来说，古人又是无法想象的。可以这么说，从单纯的认知水平、医疗水平来说，我们人人都可以是张仲景，也胜过张仲景，胜过前辈，这个我们不必过于自卑。

弟：你这种说法确实很有意思。我也注意到你似乎是说《伤寒杂病论》没有理论体系，这就不仅仅是六经辨证理论了。你能解释一下吗？

兄：实际上是一回事。刚才我已经对《伤寒杂病论》有了整体性的评价，也等于下了定义。

弟：你是铁了心彻底否定《伤寒杂病论》理论了。

兄：你是还不死心。再有，我们知道，中医的辨证体系最重要的一点就是相互间的关系。比如说八纲辨证，阴和阳，表和里，寒和热，虚和实，相互依存，相互转化，息息相关，不可或缺。可是《伤寒论》中六经辨证所体现出的却不是这样。六经之间不存在任何关联，不存在相互间的传变、转化和依存关系。有些《伤寒论》理论家也许会辩解说：六经辨证本来就是辨别疾病属于哪一经呀，不是用来辨传变的。可是，他却又落入了另一个陷阱：这就不叫辨证了，这是货真价实的认证。

弟：你不认同胡希恕先生六经辨证说法，但是我发现你的病案中，不是也常常使用胡希恕先生主张的六经辨证吗？

兄：是的，我也常常使用胡希恕先生的六经分证。比如太阴里阴证、少阴表阴证类。但你注意到没有，我只是将它们作为一个证候群理解，还是认证体系。我没有将它们作为一个完整的辨证体系理解和运用。

弟：哦，这么说我就明白了。

兄：中医有些理论在早期确实对中医进步起到很大作用。但现在实际上已经严重阻碍了中医的发展。

经方和时方的区别，这种区别本身就是对中医理论体系的否定，这甚至是对中医理论整个框架而不是对某一部分的否定了。

弟：我们在前面谈了这么几个大问题，总结起来似乎可以得出如下结论吧。第一，中医理论来自解释"但见一证便是"现象，借用了《黄帝内经》作为基础内容，但并不能完美解释"但见一证便是"，因此，以《黄帝内经》指导临床的中医基本理论是不可靠的。第二，后世医家发挥的一些中医理论存在逻辑不合理和临床不能验证现象，因此也是靠不住的。第三，正因为中医理论的不可靠，比较可靠的"但见一证便是"现象才能时时出现在临床之中。我可以这么总结吗？

兄：补充一点。第四，临床中医理论的不可靠，是否也提示我们中药功效解释的不准确呢？这个也很值得研究。

那么中医理论有哪些是比较可靠的呢？我也总结了三点：第一，"察色按脉，先别阴阳"。第二，"有诸内者，必形诸外"。第三，"但见一证便是"。如果临床能牢牢把握住这三点，相信你的临证水平会有很大的提高。

弟：你刚才所说我也可以理解为：以《黄帝内经》作为基础内容的中医理论并不能很好解释《伤寒杂病论》，有问题的现行中医理论也无法复制《伤寒论》，是吗？

兄：可以这么理解。正因为中医理论存在着这么多问题，给一些人以可乘之机。在近百年中，中国曾发生过几次成规模的反中医行为；就在最近几年，还有些学者也公开宣称中医是伪科学，应予取缔，这些问题我们都应该反思警醒。诚然，中医及其理论体系是国粹，在中国历史上为中华民族的繁衍曾做出了巨大的贡献，但在科技日新月异的今天，中医也应该有所进步。

弟：多次反对中医的行为不都失败了吗？证明中医还是有广泛的群众基础的。

兄：是的，都以失败告终。那些反对者都是基于对中医的不了解或误解。但为什么会让人误解呢，中医自身有没有问题，以后如何让人了解中医而不产生误解？都是值得思考的。在对待中医的态度上，我们常常带着民族情绪看问题，怀疑者反对者则被斥之为洋奴不爱国，这也是不对的。

"我不同意你说的话，但我誓死捍卫你说话的权利"，我们可以不同意反对意见，但我们要认真思考反对的声音；如果不认真思考这种声音，反对之声是不会停止的，今后还可能出现。

弟：你认为反对中医的意见也有正确的部分？

兄：这个要综合分析，有反对派是好事，可以促进事物的健康发展。

我们来分析一下反对之声。实际上，全世界都有用植物动物做药材的传统和经验，国际上称之为自然疗法或顺势疗法，并没有听说其他国家有人反对。而中国的自然疗法因为某种原因更为发达，形成了一整套理论体系，因此就有了反对的声音。

弟：哦，你的意思是反对者反的不是中药，而是中医的理论体系？

兄：是的。反对者反的只是"不为解释别人，而为说服自己"的中医理论。他们并不反对中药的研究和使用。现在全球自然植物药每年销量在200亿美元以上，而且以每年10%的速度递增。日本韩国的份额占了50%多，中国在国际上自然植物药年销量还不如印度。日本在中医药的使用上曾经是我们的学生，称之为汉方医学，现在我国民众却要到日本去购买中药救心丹。在自然植物药的使用和研究上，是不是我们该向我们曾经的学生日本学习了？

弟：有道理。但据我所了解的日本汉医，并不是像传说中那样自成体系有市场，更没有中医院校，国人不可能在那里进修学习。

兄：是的，我们要学的只是他们对中医药的现代化衔接和务实的精神。

弟：哦，你是说中药产品的开发利用和商业化吧。

兄：商业化也并没有什么不好，商人在赚取利润的同时，更多的是服务社会。况且在日本汉医医生数量如此少的情况下，也能总结出这么多的临床经验，确实有不少值得我们学习的地方。好吧，今天就到这里。下次再聊吧。

弟：好的。再见。

第四节　中医与科学

弟：在上一节你说到向日本学习中医，是否危言耸听啊？

兄：一点也没有。目前研究和使用自然药物的国家很多，全球汉方成药出口份额日本占 1/3，而作为基础最好的中国只占约 5%，看看差距有多大。

弟：日本中药出口份额大，并不代表他们中医水平就比我们高。

兄：言之有理。中国人口多，自古中医药在老百姓中有良好的口碑，毕竟十几亿人的市场。但日本在中药制剂出口方面所占份额如此大，至少说明一个问题：在对中医药的现代化、科学化研究方面日本领先我们很多。

弟：说到这里，你能不能谈谈中医的科学问题呢？

兄：好，我也正想说说这个问题呢。

曾经在网上看过很有意思的几个视频。一个是方舟子怼北京中医药大学王琦教授，方舟子说中医不科学，王琦教授辩解说中医对中华民族有几千年贡献，李时珍《本草纲目》对世界有贡献，正宗的王顾左右而言他，辩论双方论点论据都不在一个频道。另一个视频更有意思，方舟子说中医不科学，一位老中医急了，说某某部长和我合影，某某外国友人找我看病，不科学他们会找我吗？你这个洋奴。看看，上升到阶级斗争层面去了。整个就是鸡同鸭讲，逻辑混乱，基本上不是在辩论，而且他们争论的不是同一个东西。将"中医属不属于科学"和"中医是不是科学的"混为一谈了。

弟：确实争论的不是一个问题。

兄：中医是中国的国粹，具有文化方面的代表意义，而"科学"一词是个舶来品。中国人目前观念中的"科学"（science）一词，来源于日本学者的翻译，因此有诸多误解。最常见的误解就是"科"和"技"不分，将科学与宗教对立；比如最常见的说法，你这个人要相信科学不要信迷信呢。我们知道，西方的"科学"指的是一个抽象的逻辑模型，"技术"指的是一个个具体的实际应用。而最早的"科学"一词则来源于古希腊文 episteme（科学和知识），是那种不为某种功利、纯粹是为了"知"而追求的知识，比如说哲学、数学、天文学。如亚里士多德所说："我们追求它（episteme）并不是为了其他效用，正如我们把一个为自己、并不为他人而存在的人称为自由人一样，在各种科学中唯有这种科学才是自由的。""科学"这一名词的定义和现在的不一样，必须是当时认为无用的知识，科学和自由在精神上紧密相联。

有用的或用于谋生的技艺是不能称之为科学的，原因就在于学习和使用不是出于自由的意志，也因此为自由人所不齿。一个故事可以证明当年的自由人的高傲：有位年青人向欧几里得学习几何，问到几何学的用处时，欧几里得大怒：来人啊，给这小子几吊钱让他走。想跟我学有用的，谁不知道我的知识都是没用的呢？

弟：也就是无功利性，似乎没有实际用途的知识。

兄：那些后来被称之为"玄"学或"形而上"学的东西是我们今天现代科学的基础，称之为古典科学，这种纯科学的知识构建在推理、证明、演绎的逻辑之上。而中医作为治病的手段，是有用的知识，中医这东西以古典科学标准衡量，当然不能算科学（episteme）。

在经过古典科学、中世纪和早期现代科学几个阶段，"科学"一词也出现了演变，最重要的是词义的扩大。最近几百年的科学进程中，出现了"现代科学"一词，19 世纪中期将博物学（natual history 自然志）正式纳入现代科学的广义范围。博物学也是一门来自西方的科学传统，是与自然哲学相对的知识类型，这种知识类型认为经验才是人类知识的唯一来源，认为人类理性并不可靠。比如休谟就说："太阳明天是否从东边出来这样的事，人类理性都无法保证。"

典型的博物学包括动物、植物、矿物的观察记录和考察报告，文献资料汇编等。人作为动物的一员，自然也是其中之一。那么，中医作为中国人类生老病死过程中的一门完整的学科应用，有其完整的观察记录和文献，因此将中医称之为科学又是完全符合其"现代科学"一词定义的。

弟：也就是说中医正式纳入科学词义了，中医是一门科学。

兄：是的。我们现在给"科学"（science）一词的定义是指发现、积累并公认的普遍真理或普遍定理的运用，已系统化和公式化了的知识；是对已知世界通过大众可理解的数据计算、文字解释、语言说明、形象展示的一种总结、归纳和认证；科学不是认识世界的唯一管道，可是因具有的公允性与一致性，所以是探索、是无限接近真理的方法——你说中医是不是科学？如果从上面"科学"（science）二字的定义，科学是具体的事物及其客观规律，再加上从博物学内容看，中医确实是一门科学，属于现代科学范畴。

弟：那为什么我们又常说中医不科学呢？

兄：中医是不是科学和中医科学不科学实际是两个概念。刚才我们讲的是中医是不是科学，属不属于科学范畴，现在你问的是中医科学不科学。"科学"一词来源于西方，因其语境关系，中国人大多数无法理解"科学"一词的真正内涵，中国人一般多将"科学"一词理解为正确的、高端的意思。比如说：你这人说话做事不科学，意思就是你说话做事不正确；再如老师说：小朋友们，你们长大干什么呀？小朋友们异口同声回答说：我们要当科学家。意思就是做高端的事。讨论某事时，说某某事不科学，某某做法不科学，实际语义表达的意思是说它不合理不正确；也就是后面这个概念——中医科学不科学。

弟：从前面你说的看，符合第一个概念，第二个概念是否符合呢？

兄：我们所见到的争论一般多是第二个概念。中医到底科学不科学，合理不合理，正确不正确？近百年来对中医的争议是很大的，有不少的名人和领袖也反对中医，包括孙文、鲁迅、胡适、梁启超等名人，其中最有力度最可怕的人物我倒不认为是他们，毕竟他们不了解中医，而是现在不太有名气的余云岫先生。余云岫先生生于1879年，逝于1954年，终年75岁，也算是民国时期人物吧。余先生有深厚的中医学功底，而且是童子功，后来在日本留学又学习西医。近四十岁时他写了本小册子《灵素商兑》，书名很客气，跟你商量着呢。内容呢很不客气，把《黄帝内经》（简称《内经》）批得一无是处，也就是把中医理论体系完全否定，也说了很多过激话。这个可以理解，从封闭中一下进入现代科学，"觉今是而昨非"会十分生气。

从余先生的另一本书《中国古代疾病名候疏义》以及他诸多的学术文章看，余先生可以说是几百年来对中医理论和中医学最为清醒、水平最高之人，一个泰斗级人物。可惜先生生不逢时，否则中医理论也很可能在他手上有所突破了。《灵素商兑》出版后，另一位可称之为大师级的人物恽铁樵先生写了本书《群经见智录》予以反驳，如果看过这本书你就知道，实际上根本不是这么回事，恽铁樵先生的《群经见智录》实际上就是一本以经解经没什么新意的书。有人认为他重新阐述了《内经》，不过我认为他只是从另一角度又穿凿附会自圆其说了一遍而已。在第一卷中，《群经见智录》考证《内经》的起源以及和《易经》的关系，没什么意思，也和中医科学不科学关联不上；第二卷则是录了几个史书或小说记载的病案，那些只是传说故事而已，当学术研究讲就很荒谬了；末篇《〈灵商素兑〉之可商》为《内经》的辩护等于没有辩护，因为余先生批判《内经》不科学，而恽先生并不是从是否科学角度去辩护。这里有段恽铁樵先生为五行学术辩护的话你看看："夫在今世，排击五行，夫岂不易？譬之二十许少年，握拳振臂，向一九十许之就木老朽较腕力，彼老朽者宁有抵抗之勇气，顾为彼少年计之，亦复胜之不武。"这个比喻就是个笑话，这么说都不能以新科学批评旧传统了，否则就是以强欺弱胜之不武。在《内经》与《易经》第七中，恽先生举例"岐伯曰：（地）大气举之"，借以说明中国古人早就知道西方力学的地球悬浮在太空，比他们要早两千年。看来自豪感也是有传统的，让人汗颜。

恽先生的成名可能不在于他的医学水平，在于他办过两次中医学校，编了些教材教了些学生，后来学生成名自然要捧捧老师以证明自己也是师出名门，他的临床医学水平可以从他的《药盦医案全集》中体现出来，这里也不多说了。我以前讲过，一个医生的水平不是看他理论能不能说，而是看他的医案。

中医让人们认为不科学的地方在于它对自身现象的解释上，也就是理论部分；事实上，中医辨证论治理论在临床运用中大多数时候是经得起重复检验的，在其指导下的药物使用也是真实有效的。至于其解释的牵强附会、循环论证，也确实是中医理论的短板，这一缺陷不能成为中医不科学而予以废除的证据。科学也有多种，中医和西医一样属于经验科学，有时不能用理论科学的标准来要求中医学。

弟：你这么解释似乎也有点强词夺理。

兄：是有点吧，不过你也不能反驳。"科学"一词也是有时间性的，科学不科学也一样有时间性。举例说，15世纪前欧洲人一直认为太阳绕着地球转。难道你能指责太阳东升西落的现象和地心学解释不科学吗？不能，只能说以当时的科学认知水平未能对太阳东升西落这一现象予以正确合理解释而已，太阳"东升西落的现象"当时也是科学的，是事实是经验；"地心说"理论后来被证明是错误的，也是解释不正确。中医目前的现状也有相似之处：中医的临床效果是有目共睹的，所以即使是反对派也只能提出废医存药的要求，废医就是废除中医理论部分。因此，中医目前最好的证明方法，就是在客观条件下拿出准确的大数据，证明中医理论在临床中的有效性和可重复性；至于是否合理、合逻辑和给予更科学的解释，那是后来人的事，以现代科技水平应该是无法解释阴阳学说，在没有找到更好的理论解释之前，是应该允许现行中医理论的存在的。

中医现象的解释也要防止中医理论的庸俗化。什么是中医理论的庸俗化？就是那种牵强附会以经解经的胡说和毫无根据胡编乱造的瞎说，中医出版物中常见这种现象。中医理论的最高境界在于它的哲学思想，也即它的辩证思维，不是什么左升右降肝木乘脾。

虽然现在的中医理论为现代科学所诟病，但某个时间段里不能用科学合理解释某种事实也是人类文明进程中常有的事。

弟：我看大多数中医的辩解都是认为"有效就是合理的，就是科学的"。

兄：是的。很多学者在强调中医是科学的同时，也不忘强调中医是中国的国粹，认为它的理论自成体系，无法用科学解释；这点我也不赞成，这里就是自相矛盾了。"科学"这一名词来源于西方，你要符合"科学"二字的定义就必须遵循它的规则，你不能一边说我是科学的，一边却用自己的标准进行解释。所以大多数时候双方辩论对中医的肯定都是无力的。

如果我们将错就错以中文语境，用哲学方式评价中医是否科学、是否合理、是否正确又如何呢？这个问题也很好回答，借鉴休谟先生的话就行了：作为理性哲学尚且无法对明天的太阳是否从东方升起做出判断，属于经验主义哲学的中医又如何能判断每次新的经验是否正确呢？

在人类历史发展进化的长河里，勉强算得上的文明史有八千年，真正谈论科学应用也就是近两百多年的事，人类对科学的了解还处于非常幼稚的阶段。人类在科学上的进步总是不断用新科学知识否定掉旧的科学知识，很多曾经认为是科学的、正确的东西在后来又遭到否定。人类除了数理实验科学是否还有其他思维模式呢？数理实验科学未来给人类带来是福祉还是其他，也未可预测。

所以，以"科学"一词判定事物的正确与否实在是一件很愚蠢的事，争论中医是否"科学"或是否"科学的"毫无意义。也正如伯特兰·罗素所说："我们并不是为了寻求确定性答案而研究哲学，因为任何确定性的答案都不一定是正确的，这已经成为一种规律。我们研究（哲学）是为了问题本身。这些问题拓宽了我们关于可能性的概念，丰富了我们的理智想象，减少了使思想封闭于思辨之外的教条主义迷信。"

弟：从你上面所说，是不是可以概括如下？

第一，中医不属于古典科学，但因为现代科学包含了博物学的原因，所以中医属于现代科学范畴。

第二，如果按汉语"科学"一词的语境理解为"中医是否正确合理"，因为中医经验的部分可以重复性，当然也是正确合理的经验科学。

兄：对。我们必须承认中医实践是"科学"和"科学的"，但我们也必须承认中医理论的缺陷性，即理论上是"不科学的"，夜郎自大和妄自菲薄都不可取。

好吧，今天就到这里，下次再聊。再见。

弟：再见。

第五节　标与本

弟：前面我们曾谈到日本的中医更注重方证相对，特征是随证治之。我注意到这个"证"字，这个"证"和我们的"辨证"的证似乎是不相同的。

兄：是有所不同。我们知道，日本的中医，或称汉医是从中国传承的，基本是以《伤寒论》为宗，又称之为古方派，古方派在日本一直占据主流地位，后世派和折中派都是后来出现的。日本的随"证"治疗，简单说就是随"证候群"治之；实际上就是按《伤寒论》中的"但见一证便是"行事，"有是证用是药"。在日本汉方名家的病案录中，记录到有些病案病人，或腹痛，或失眠，或月经不调者，甚至西医的类风湿关节炎和慢性鼻窦炎患者，完全是风马牛不相及的病症，仅凭腹部按诊时发现"条索状肌肉"，就按"但见一证便是"使用小柴胡汤，然而竟然有效，也是不可思议。坦率地说，如果是我接诊此病人，是无法开出小柴胡汤的。这个"但见一证便是"可谓发挥到了极致，也可见其对症状观察之细致。这个"证"可以是一个症状，也可以是几个症状同时出现。在我们所说的证，一般是经过四诊八纲得出的诊断结果，如脾肾阳虚、肝郁气滞证等，是病理病机的总结。所以两国中医对"证"的理解是有些区别的。

弟：你说"一般是四诊八纲"是什么意思呢，意思也有特殊的？

兄：国内中医常说的"证"，一般指经过四诊八纲得出的诊断结果，含有中医病理病机在内。《伤寒杂病论》中的"证"，我认为更符合日本汉医所说的证；胡希恕先生多次强调方证对应就是讲的这个。这个"证"是单纯的症状，不含辨证的意思。所以胡希恕先生说：方证是辨证的尖端。请注意，胡老说的"方证"和"辨证",前后两个"证"字意思是不一样的。我应该没有曲解胡希恕先生的意思。

弟:这种观点是否符合《伤寒论》原意?

兄:这个肯定有争议。记得我最早看到这种观点大概是1978年,当时我学习《伤寒论》有几年了,也接触到几种不同的版本。当时上海中医药大学《伤寒论》教研组在其出版的《伤寒论》一书的注解中,特别提到"有部分观点"认为六经辨证就是六大证候群,和经络一点关系没有,只是假六经之名而已。当时觉得非常有理,非常好,所以印象深刻。后来学《伤寒论》课程,我因有先入为主的思想,据此观点写了一篇论文,结果让老师判了不及格。说明对《伤寒论》六经分证的看法分歧也是早已有之。

弟:也许你现在还在受先入为主的影响呢。按照你所说的对"证"治疗会不会出现标本不分或治标不治本呢?

兄:你已经多次提到这个问题了,看来你中医基础学的辨证论治学得很好,学得太好就把你给害了。《丹溪心法》"有诸内者必形诸外",这句话来源于《灵枢·外揣》的"司外揣内,司内揣外"思想。我们只取一半,另一半"有诸外者必示之内"不常说。不说的目的就是为了弱化标证,结果给人误解了,这样就不全面了。

弟:"有诸外者必示之内"?

兄:《灵枢》"司外揣内,司内揣外",完整的意思不就是这样?!我们说中医最重要的就是它的整体思想,它的辨证观念。标本本来就是一体的,无本即无标,无标又何体现本?标本分裂为主次的观点是不正确的,临床治标治本根本就是不能分割的;标本也是可以相互转换的,这一点很重要;也不能把症状就说成是标。你见过治好了标证还剩了本证的病人吗?没有吧。没有了标证还算是病吗?你能不能举例说一个没有标证的病出来?

弟:有点道理。只是如果不提辨证论治,只讲"有是证用是药"的话,会不会出现头痛医头、脚痛医脚的现象?

兄:我要提醒你,"但见一证便是"或"有是证用是药"的思想方法并非简单的"对症治疗",和"头痛医头、脚痛医脚"有本质的区别。再者,我也要为"头痛医头、脚痛医脚"辩护一下:以前读书时,老师常常谆谆告诫,以后当了医生,千万不能头痛医头、脚痛医脚,似乎头痛医头、脚痛医脚是项大错,头痛医头、脚痛医脚的医生都是水平低。实际上头痛医头、脚痛医脚也并没有什么不对啊,头痛能医好头,脚痛能医好脚就不错了,难道非得上病下取、左病右治、头痛医脚、脚痛医头方显高明？当然，我们能理解前人的意思，是让你在思想上治病要辨证论治必求其本，但没有必要将"对症治疗"和"辨证论治"对立起来。

有很重要几点你要明白：第一，我们现在所讨论的中医的对症治疗，和西医的对症治疗（缓解症状）完全是两回事。第二，我们所讨论的中医的对症治疗，是相对于辨证论治而言。是针对疾病某"一个"或"几个"症状入手，以症状为重点处方用药，达到治愈疾病的目的。我要再次提醒你：我们所谈的内容核心，第一，并非不提辨证论治，而是怎么用，用哪部分。第二，提高对"对症治疗"的认识，懂得"对症治疗"也是一种思想方法而不是简单的治疗方法。你深刻领会到了这几点，才能理解对"症"和对"证"的意义。

弟：我想我能明白。你能否再简单谈谈你是怎样取舍、运用辨证论治和对症治疗吗？

兄：在我的病案中，你大概也可以看出我对辨证论治的一点运用规律。对脏腑、气血、经络、痰瘀邪气等学说我不太重视，甚至不用，只重阴阳，对各种其他流派也是一样，只了解，少使用。流派一经形成，就已有了它的局限性，已经落入三、四流了。

弟：当然，阴阳是总纲，其他学说都是目。我担心的是如果只重纲不重目，会不会造成对临床效果的影响。

兄：《素问·阴阳应象大论》说"察色按脉先别阴阳"，张景岳说"凡诊脉施治，必先审阴阳。为医道之纲领"，阴阳是中医辨证学之大纲，阴阳既定，其他什么气血、痰瘀、寒湿、六淫邪气等都在它掌控之下。如在本书医案十三眩晕案中，患者体质丰肥，按其"无痰不作眩"或"肥人多痰"作辨，也可用半夏白术天麻汤，亦可用苓桂术甘汤。但你再站高一点看问题，痰为阴邪，和水、湿、饮相互为友，它们的共同点就是阳气不足。按王冰说的"益火之源以消阴翳"，东皇一出，冰山自消，用化痰药在这里就是多此一举了。如果说按表象的辨证论治法，治痰就是治本了；但显而易见，按更深入更高级的辨证论治作辨，在这里治痰就是治标，益火之源才是治本。此案临床用药结果证明，后者才是王道。

中医理论书籍中，有不少关于"瘀血""痰饮"等的专著，坦率地说，大多数我看过后是很不以为然的。在对整体观念和阴阳概念的理解上，很多名家也是把控不到位的；过度讨论病邪实际是对"正气内存邪不可干"和

"阴平阳秘精神乃治"这个最重要、也是最正确的中医基本理论理解不深。人体出现"瘀血""痰饮""湿浊"也必是因为有了其生成的条件，平衡阴阳、改善整体环境才是根本。

我认为，如果说三焦辨证、脏腑辨证、卫气营血辨证是对八纲辨证的有益补充的话，那么各种流派的出现，比如脾胃学说、瘀血学说，甚至温病学说的出现，就是对中医辨证理论和阴阳学说等中医基本理论的变相否定。

在这里我要再次提到郑钦安先生。郑钦安先生是《伤寒论》大家，也是真正的中医学家。郑钦安先生有一句话："医学一途，不难于用药，而难于识症。亦不难于识症，而难于识阴阳。"此话至平至淡，然而至切至要，需要牢记。

弟：非常感谢你的提醒。

兄：有很多医生可能会说，这么简单的问题不需要你提醒吧，我们都懂阴阳。懂是一回事，能不能在临床牢记运用又是另一回事。在临床辨证后，处方择药时，细节一定要多多考虑，从这些可以看出你对阴阳观念的掌控程度。比如说，病人咳嗽有痰，或是病人小便不利水肿，你可能选择紫苑桔梗和茯苓车前草，如果你从阴阳平衡方面考虑，可能你所择药就会有不同了，就可能选择干姜止咳附子利水。在我的病案中你可以看到，很多失眠患者，在辨清阴阳的情况下，常常并不使用安神药而是重剂温阳，效果显著。

依据药物功效和依据药物性味择药，应该选择后者。记住，中药功效的描述多有不确，而中药性味的分类一般来说是较为准确可靠的；而且从中医根本理论看，可以说任何中药都有治疗任何病的作用；那种某某药有抗癌作用、某某药有催眠作用的说法至少是不够准确的。

弟：好的。弱弱地问一句：你强调阴阳学说，是不是阴阳学说就一定可靠呢？

兄：总体来说，阴阳学说还是比较可靠的，至少相对于五行学说和脏腑经络学说是这样。

弟：从你的语气中我感觉也是不太肯定啊。

兄：是的，其实这也是我一直很纠结困惑的地方。阴阳学说是中医理论体系的核心，它贯穿整个中医学说理论的全程。也可以说是中医理论体系中唯一达成共识的理论观点，其他理论或多或少都有些争议。

弟：那你困惑什么呢？

兄：困惑于是不是真的像郑先生说的识得了阴阳啊。

弟：为什么这么说？

兄：八百年前浙江有位朱丹溪先生，人称"朱一帖"，可见其医技之神，一帖药包好，他倡导"阳常有余阴常不足"学说，是滋阴派创始人。两百年前四川出了个郑钦安先生，主张"人生立命全在坎中一阳"，人称"姜附先生"，火神派尊其为始祖。至今两位都门徒众多，两位先生的观点完全相反，对阴阳的"识得"完全相反。你能说他们两位谁是正确的谁是错误的吗？不能。你能告诉我他们的水平谁高谁低吗？也不能。我相信他们的水平在一般医生之上，二人相较水平应该不分伯仲。前面我说过，流派一经形成已经落入三、四流了，可是这两位宗师人物怎么可能会是三、四流庸手呢？

我从事中医临床四十余年，前二十年可以说毫无心得，后十多年潜心研读《伤寒论》方渐入佳境。现在临证处方80%以桂枝、封髓潜阳、四逆辈为主方，桂姜附砂仁更是常用重用之药。在我同一地区另一家医院，有一位金姓前辈，80余岁，为省级名中医，以水平高疗效好著称，病人很多。我也经常拜读金老先生的医案处方，沙参麦冬十占八九，是典型的滋阴派。询问他的患者，有效者亦占十之八九。对于我二人这种完全不同的思路，我也常有思考：如果我和金老同诊一百个病人，从理论上说我们有八八六十四，60%以上的病人会开出性质完全相反的处方，如果说两人的处方有效率达80%的话，这60个病人中就有近50人无论用谁的处方都会有效果。困惑的是，谁又能判断我和金老先生谁得阴阳谁不识阴阳呢？为什么可能有50个病人无论用阴药或用阳药都能够有效呢？这50个病人又似乎和识不识阴阳无关了。

阴阳统括了表里、寒热、虚实，在中医流派中，分属于完全对立的补泻两派——脾胃派和攻邪派之间也存在相似的矛盾。在双方都能有效指导临床、都似乎是正确的情况下，我们怎么解释这种现象？

前人有"大实有羸状，至虚有盛候"之说，也有"真假寒热"之辨。在用药有效后，你当然可以理直气壮称其为"真假寒热"或"本虚标实"等证，但无法证明如果用相反的思维方式就是错误的，万一用相反的方法也是有效呢？中医理论中"大汗亡阳""失阴救阳"等语是有违逻辑的说法，我们是见惯不怪了，为什么不是"大汗亡阴""失阴救阴"？这些也都提醒我们阴阳学说并非那么可靠，像我前面所说，各种中医流派的出现不就是对中医基本理论的否定么。

弟：这么一说让我也凌乱了。感觉真像人们常说的那样，中医太博大精深了。

兄：实际上中医的博大精深也是一种错觉，这种错觉来源于中医辨证思维和循环论证让你凌乱和临床效果的难以预测。

弟：好吧。我想再问个问题：如果方证对应，会不会淡化症状和疾病名的关系，也就是只处理症状而忽略病源？

兄：不会的。了解症状和病名间的关系，你会用更加简单的思维方式，去厘清症状和病名带来的混乱和困惑。也许，换一个角度看待疾病给人们带来的痛苦，我们会更理智些。你不觉得在中医的诊疗观念中，体现了"疾病不可怕，症状才重要"的观点吗？

弟：你的意思就是病患给人体带来的症状应该优先解决，至于这病人是什么病可以先不管他？

兄：有这个意思。好了，这个问题我们下次再讨论吧。今天就到这里。再见。

弟：好的，期待下次见面。再见！

第六节　症状与病名

弟：上一节我们说到疾病病名和疾病症状的关系。如果方证对应为主，辨证论治为次，会不会出现忽略中医诊断病名现象？疾病和疾病症状间的关系又应该怎么理解和处理？

兄：疾病症状和疾病病名关系，在中西医的理解应该是有区别的。你能不能先谈谈你是怎么理解的？

弟：从现代医学角度看，任何疾病外部表现都是症状，各种不同的症状和病理变化构成了不同的疾病。目前我们对于疾病的了解，是基于证候学的概念，根据这样的方法，我们才可以将一种疾病与另一种疾病区分开。所以说，现代医学的所有东西，以及我们已经了解到的关于疾病的每一件事，都是建立在证候学的基础之上的。

兄：很好，很正确，措辞非常严谨，描述也非常准确。但这个定义只适合西医，所以西医不存在症状和病名不好理解和处理问题，中医是另有说法的。

弟：愿闻其详。

兄：就目前来说，中医的疾病病名是非常混乱的，疾病的诊断标准并不严谨准确，甚至可以说不存在什么诊断标准。在一个病名之下可以有多种病机、多种症状和多种治疗方法，甚至病名和症状在疾病的发展过程中可能相互转换。

弟：嗯，继续。

兄：比如我们前面举的例子，病名咳嗽。咳嗽对中西医来说都是个比较大的症状，很多疾病都可能伴有咳嗽症状，但咳嗽在中医里面也可以是个病名。如果我告诉你，这个病人中医诊断病名是咳嗽，你能开出处方吗？

弟：这个不能。我必须知道他是哪一类的咳嗽，病理病机如何，必须辨证论治。

兄：你看看，明确诊断了还是不能处方。好吧，如果我再告诉你，病人痰多色白而清稀，你会怎么想？

弟：这个范围就小多了，当然我首先是想到肺家受寒、肺中虚冷了。可能麻黄汤、参苏饮类，或甘草干姜汤也可能。

兄：好吧，如果我再告诉你这个病人的中医病名是肺痿，你会选择什么方子？

弟：这个范围就更小了，可也还得看他的具体症状。而且从你所说的来看，已经从病名咳嗽变成了症状咳嗽，病名则成了肺痿。甘草干姜汤虽然是治疗肺痿的方子，但肺痿的成因不同，治疗肺痿的方法也有不同。或甘草干姜汤，或炙甘草汤，或麦门冬汤，随其他相伴症状而定。

兄：很好，从这一连串变化，你可以看出中医的病名、症状是很混乱的。咳嗽是一个症状，也是一个病名。虽然咳嗽作为病名还有争议，但在治疗咳嗽一症时，却列有病理病机、诊断依据、病症鉴别、辨证要点等，完全是一副病名的模样。那什么时候是病名什么时候是症状，这就要在临床中具体问题具体分析了。

弟：也就是说还是要看症状在疾病过程中所处位置决定。如前述咳嗽一症，在经辨证诊断为肺痿后，则咳嗽成为症状了。

兄：你说得对，也就是说症状非常重要。如果同样是这个病人，依然以咳嗽为主要症状，但西医已明确诊断浸润型肺结核、上呼吸道感染、支气管炎。你可不可以开出西医处方？

弟：这个基本上可以，应该不会太离谱。

兄：从这个病人看，在诊断明确后，中医处方用药是不是更注重病人所表现的症状，而西医则在明确诊断后可以不太关注？

弟：确实是。

兄：是不是可以说在对疾病的诊断上，西医认为症状对于鉴别诊断有意义，对已明确诊断的后期治疗则没有太大意义。

弟：似乎是这样。西医当然也认为临床症状非常重要，各种疾病会产生不同的症状。正因为有不同的症状，再辅助以现代检查手段，才能帮助我们明确诊断。

兄：好。再请问一下：我想知道，目前现代医学中，已知人类能够明确诊断的疾病有多少种？

弟：这个好像没有准确数字，大概在万种以上吧，甚至有十多万种的说法。

兄：好，按少的算，就一万种吧。再请问：人类在这上万种疾病中，表现的症状有多少种呢？

弟：这个好像也没有准确的统计数字。作为人类疾病的症状，中医和西医应该是一样的，大概在 300 ~ 1000 个。数字的不准确是因为症状的界定标准不统一。

兄：对。记得在《中医症状学研究》一书中，按发病部位、疾病类型、患者主诉、获取方式、认知特性等不同角度，取得 400 ~ 580 个中医症状——单纯从症状来说中西医是基本相同的。也就是说，这几百个症状，经过不同的排列组合，构成了至少一万种以上的疾病。或者反过来说，上万种的疾病，表现的临床症状也就是那么几百个。在临床，我们常见的疾病症状不会超过100 个。

在《伤寒杂病论》中所记载症状，含脉象 18 种，也就约 100 种以内；吴元黔先生编著的《伤寒论症状鉴别纲要》中是 80 余种。最常见的症状如发热、汗出、头痛、身痛、恶风、躁烦、渴、满、喘、咳、心悸、呕吐、利与不利等，不到 50 种。50 种症状经过排列组合组成了六大证候群。这几十种症状分别组成了证候群，然后以方统症，以症论治。而且，从中医来看，症状也有阴性阳性之分，因此它们的组合也就有了一定的规律性。比如，目赤烦渴咽痛病人不可能出现脉微细但欲寐，这样从症状组合、分类上又更易于把握了。

简单说，中医的病名，不如说是证候或证候群的总结。有时，关键证候缺失则病名不能成立，西医则不然。因此，中医诊断对症状的依赖较西医为甚；反过来也可以说，中医对症状治疗和消除就更为迫切。

弟：是的。在西医除了病人主诉的症状，更多靠的是各种检查手段确诊疾病，然后再针对疾病病因治疗。

兄：确实是这样。现在我想说：疾病带来痛苦，痛苦的表现形式就是症状。我们治疗疾病的最重要目的，就是消除给病人带来痛苦的症状。那么可不可以这么说：症状才是真正的疾病。你同意我的说法吗？

弟：不同意，太绝对了，但也有些道理。如果是这样不是治标不治本吗？又回到了我们前面讨论过的问题了。而且有些疾病的症状并不明显，甚至没有症状，怎么办？

兄：好吧，我们再设想一下，如果你在降世前，上帝对你说，我会在你的肚子里安放一个肿瘤，B 超 X 光检查可以查出来，但你不会有任何症状，不会有任何痛苦，你可以活 100 岁。你可能去治疗吗？

弟：确实是这样的话，我当然不会去治疗。

兄：事实是，人类大多数时间里，一直和各种细菌、病毒、癌细胞等致病因素和平共处。只有当这些致病因素导致疾病，引发出现各种症状时，我们才予以治疗。现在我们知道了，无论中医或西医的疾病病名病种，都比人体表现的症状多得多。而且，未来还将发现更多的病名病种，而疾病的症状却是不会增加的。在临床，还有许多的患者只有症状而无法用现代医学确诊病名，有些因为各项检查结果正常，甚至根本否认这类患者疾病的存在。因此，选择数字小得多的、事实存在的症状予以对症治疗，是不是一种很好的方法呢？

弟：好像是，在现代医学看来，消除各种症状也应该是一个研究方向。但要如中医一样只重症状，这是不可能的，这是两种体系。

兄：应该说中、西医对消除症状都非常重视，只是出发点不同罢了。消除症状有两种，一种是暂时性消除，一种是永久性消除。暂时性消除大多为抑制症状，通过抑制症状，减轻症状对人体带来的伤害，如疼痛时使用麻醉剂镇痛剂，通过阻断神经或提高痛阈达到目的。而永久性消除症状，表面上看似乎也是"对症治疗"，但我认为，实际应该是消除了产生症状的根本原因。人体是非常复杂的，人体有多大的潜能我们还不了解；很多中药的作用机理我们也并不清楚，并不是实验室的药理作用那么简单。比如说，同样是解热镇痛，西药安乃近发汗退热后多有反复。中药麻黄汤也是通过发汗退热，但很少反复。这里面麻黄汤除了发汗退热，其他如何调节人体机理我们并不明白。

弟：你是说中、西医都致力于消除症状，但西医多是暂时性消除，中医却是永久性消除。

兄：是的。西医是寻找病因病源，通过消除病源消除症状，而中医似乎是直接消除症状。

在对症状和病源的治疗上，中、西医是各有优劣的，这点我们也要有清醒的认识。比如高血压糖尿病，西药对降血压降血糖有可靠的效果，中医对缓解高血压糖尿病的头痛口渴可以有效，但对降血压降血糖并不可靠。对一些已经发生器质性改变的疾病，中医更是无能为力，比如心脏瓣膜病变，不可能通过服中药改变心脏瓣膜形态，但可以通过服中药改善心脏瓣膜病变或心脏瓣膜手术后出现的症状。

在临床，有些病人有明显的症状，但西医检查无任何问题，这个可能是因为现代科学发达程度不够不能确诊，西医常因不能确诊而不予治疗，但中医认为有症状即是有病应予治疗。另一些病人则正好相反，西医已明确诊断应予治疗，但因为没有任何症状，中医则认为无需治疗。

弟：明白了，各有优劣，应该扬长避短。

兄：前人给了我们一个非常简单的治疗方法，后人却把它搞得越来越复杂。我这有个示意图，看过这个示意图，你可能会对疾病和症状间的关系有更深刻的理解。

中医以治疗症状为主，西医以治疗病名为主。二者一经一纬，相互为补。

曾经有人提到古方能否治今病的问题，从刚才我们谈到的病名和症状关系，似乎也可以得出结论：今病或未来的新病，只要症状和古病相同，古方应该是有效的，至少从目前经方运用于临床看是这样。所以说，中医可以古方治今病，而西医则难用老药治今病。

弟：你的思路很有意思。从西医来说，只讲症状只怕会出现症状的好转，反会掩盖疾病的发展啊。

兄：中医体系重宏观，以症统病，以简驭繁，消除症状即达目的。西医体系重微观，以病统症，以繁达简，病因不除誓不罢休。两种文化两种思维方式，连语言、文字习惯也莫不如此。

在中医教科书中，我们常常可以看到说某某方治某某病，这里的病名是西医病名。比如说桂枝汤可以治疗胸阳不振型冠心病，实际上这种说法并不准确——中医西化的结果。应该说桂枝汤可以治疗胸阳不振的任何疾病，如肺气肿高血压肾炎胃炎等，只要是症状相同，辨证结果相同。所以在中医来说病名并不重要。

弟：从你所说的来看，我们常说的中医治本、西医治标不是正好相反吗？应该是中医治标、西医治本才对。

兄：是这样，治标治本只是方法而已，结果都是一样的。

弟：好，西医病名和中医症状关系这个问题我基本清楚了。那么中医在治疗症状中，也不可能胡子眉毛一把抓面面俱到吧，针对症状也应该有所选择。近年一些经方医家提出中医的"抓主证"辨证，似乎很有道理，"抓主证"和"但见一证便是"有什么不同呢？

兄："但见一证便是"和"抓主证"，字面上看似乎没有太大不同，治病当然是找一个最重要的症状去当那"一证"，但深思还是有很大不同的。

一是"抓主证"会让人感觉似乎是一种后人新发现的辨证方式，似乎是《伤寒论》中的处方原则。再就是"抓主证"的说法会让人产生误解，在经方方证对应的使用中，误以为临床表现突出的、明显的、重要的症状为"主证"，这一点危害很大。中医按辨证论治处方时，"抓主证"当然是很重要的，但在经方方证对应的使用中不是这样，"主证"和"一证"并不相同。

《伤寒论》"但见一证便是"中的"一证"有时是隐藏比较深的，临床经常可以见到作为诊断的重要鉴别要点表现并不明显。"抓主证"的字面意思就是要有主要症状，或者说是医生或病人感觉到的最重要、最难受的症状。实际上不是这样，经方在临床使用中，依据的常常不一定是主要症状，非常可能是一个不明显、甚至于很隐蔽的症状或体征，这个才是经方"但见一证便是"的那"一证"，是靶标。甚至在《伤寒论》中有的仅仅是提到、而完全不属于症状的临床表现，也可能作为那一个"证"而起到指示作用。比如在本书医案二十痛经案中，"小便利"并不是主证，只是个正常生理现象，竟然也可以作为"但见一证便是"的那"一证"的靶标来使用。至于像炙甘草汤治疗"咳喘"病并有脉"结代"者，"咳喘"肯定是主证，是病人或医生都认为最重要的症状；而"脉结代"只是"一证"，是次症，但选方的依据肯定是奔"脉结代"而去不是奔主症"咳喘"去，这就更是个典型的例子了。

"但见一证便是"虽然处方是针对"一证"而去，但效果却是对整体症状或者说"主症"有效；不要误解为只是为了消除我们所见的现在这"一证"。再如临床中，咳嗽和月经不调，完全是不同的病种和证候群，但两个病人都出现"胸胁苦满"这一次要症状时，处方中配合使用小柴胡汤，都可能出现良好效果，作为"主证"的咳嗽和月经不调都在"胸胁苦满"这"一证"指导下得到缓解。这里就体现了"但见一证便是"式思维。"但见一证便是"的使用方式从某种意义上说，是从一个次要症状或体征着手，治疗另一个主要症状的方式。和"抓主证"完全是两个概念。

所以，经方的使用实际上是关系到有两个"症"，一个是靶标症，另一个是待解决症。靶标症是"但见一证便是"中的那个"一证"，而待解决症则可以是病名或另一个、几个重要症状。当然，有时二者也可合二为一，靶标症和待解决症是同一症状。我又临时杜撰了两个名词，靶标症和待解决症。

所以，我们说时方"抓主证"倒是可以，经方"抓主证"这说法就不太贴切。

弟：在中医临床，有没有只治疗症状，或者说靶标症，而确实使西医已经确诊的疾病得到改善的呢？

兄：这个不需要再举例证明了，即使举例也并不能得出肯定的回答，在这里只是告诉你经方使用的方式。

在这本书的病例中，十案伍某女的咳嗽案和十一案方某男的干性湿疹案，无论从中医诊断还是西医诊断来说，这两种病都是风马牛不相及的。在这两案中，他们的唯一共同之处就是有一种症状相同：脉结。在同样使用炙甘草汤治疗脉结代这一体征后，主诉症状分别有的咳嗽和另一位的瘙痒，都基本是完全、迅速地消失了，共同的体征"脉结"一症相信也得到改善。从中医来说，症状的好转是一定会带来疾病的好转的，标本也是互根的呀；从西医来说，以上那两个病例疾病和症状都临床痊愈了。还有几个小柴胡汤病案：一个是咳嗽病人，从西医诊断来说应该是呼吸道感染，另一个是月经不调，从西医来说应该是内分泌失调。两个病人都有"胸胁苦满"，用小柴胡汤取得很好的效果。西医怎么解释？以现代科技解释小柴胡的药物作用如何治疗这位的呼吸道感染和另一位的内分泌失调，可能并非难事。我想要的解释是，西医呼吸道感染、内分泌失调和中医"胸胁苦满"这一共同症状的存在及消失之间的关联，以及前面中医脉结代症状的改善和西医支气管炎、干性湿疹间的关联。如果现代医学能够解释清楚这些现象，也许对从症状学上解决疾病有所帮助呢。

弟：这两个病案确实很让人惊奇。我能理解你当时给病人处方时的思路，就是"但见一证便是"。但是取得这样的疗效后，从中医理论上你能否给出一个比较合理的解释？

兄：我也不能完美解释这种现象。如果事后辨证，当然可以辨出很多的理论，但你知道那基本是胡编的。

弟：那有没有另一种情况：以中医治疗后症状得到改善或消失，而西医病理诊断疾病并未好转的呢？

兄：当然也有，在临床有许多患者在使用中药后症状得到缓解，但实际病情在继续发展。在十七案方某女头痛一证中，中药治疗几个月后，头痛症状完全消失，全身整体症状也大为好转。但西医复查病灶不仅未能缩小，反而增大。从中医角度解释当然很容易，阴阳平衡而已，从西医角度就不好解释了。有意思的是，这个病人在症状缓解后，西医专家在该病人病灶反而增大的情况下，建议缓行手术，似乎支持了我前面对疾病症状理解的观点。另外后面两个关怀案，患者在生命的最后时刻，使用中药后症状大为缓解，生活质量得到提高，可以说也基本达到了治疗目的。

弟：虽然西医现在有很多疾病无法解释，但至少正在努力进行这方面的探索。但中医好像并没有与时俱进，一直还是用不能令人信服的理论解释它的效果。你怎么看这个问题。

兄：是的，这是中医理论的缺陷，但也是中医效果的迷人之处。在未来，我希望中医能在现代科技的帮助下，得到更好的解释和更好的发展。比如中医诊断和处方是不是可以使用计算机模拟？记得20世纪80年代有过这方面的探索；尤其是方证对应可不可能实现人工智能化？计算机的辨证论治可能会有一定难度，但以方证对应方式排列组合处方有没有可能呢？刚刚我得到一个消息，谷歌公司研发的机器人 AlphaGo 在与围棋世界冠军李世石九段的比赛中获胜，这款机器人具有超强的学习能力。在使用机器人运用方证对应处方上我是很乐观的。

弟：我同意，完全有可能使用计算机处理方证对应问题。那么，方证对应在《伤寒论》中大概有哪些？

兄：实际上《伤寒论》中准确的方证对应方并不多，反是变方较多，或可以说是方证对应证候群较多，这个改天我们再细聊。

好了，今天的议题已经谈完了，你提到的这个问题我们下次再谈。

弟：好吧，再见。

第七节　再谈方证对应与六经辨证

弟：我们接着前天的话题聊吧。请问《伤寒杂病论》中有多少疾病是方证对应？

兄：你这个问题可没问出水平啊，应该说《伤寒杂病论》中所有的方子都是为症状而设，都是方证对应。无论是《伤寒论》中的首方桂枝汤，还是《金匮要略》中的末方猪膏发煎方都是如此。

弟：好吧，重新问个有水平的：你说《伤寒论》中所有的方子都是方证对应，那么小柴胡汤也是方证对应吗？

兄：这个问题问得好，里面隐藏着陷阱。

小柴胡汤至少九大症，甚至症状多达十五个，难道都可以用"但见一证便是"方证对应使用？当然不可能症症都是"但见一证便是"。但为什么"但见一证便是"这句话偏偏又出现在这里呢，出现在一个最不可能"但见一证便是，不必悉具"的处方上？在临床，和其他经方比较，实际上最不能按"但见一证便是"使用方式应用的方子就是小柴胡汤。不能但见"往来寒热"或"胸胁苦满"就用小柴胡汤，也不能但见"口苦"或"咽干"用小柴胡汤。"但见一证便是，不必悉具"这句话如果出现在太阳病篇或少阴病篇，那是非常容易让人理解的，照葫芦画瓢，不用理解照搬就是了。前面我曾经讲过，"但见一证便是，不必悉具"是《伤寒论》中画龙点睛的一句话，是《伤寒论》方剂使用上具指导思想的总纲，《伤寒论》中所有方剂都是围绕这句话来立方、加减使用，"但见一证便是，不必悉具"是一种思维方式。因此，这句话放在一个最不可能"但见一证便是"的处方上，也许正是要让我们深刻理解其中的思想方式。

在临床，小柴胡汤当然有很多机会可以以"但见一证便是，不必悉具"的方式单独使用，但更多时候是以"但见一证便是"作为辅助方配合主方使用。举例说，患者"胸胁苦满"，肯定不能仅依据此一症使用小柴胡汤，但如果患者风寒咳喘实证并有"胸胁苦满"症，用麻黄汤配合以小柴胡汤治疗咳喘，则可以取得意想不到的效果。又如月经不调患者，按阴阳虚实使用温经汤，如果患者并有"胸胁苦满"症状，配合使用小柴胡汤则调经效果更加显著。

可能前人在记录小柴胡汤的使用中，并非刻意将"但见一证便是，不必悉具"一句作为诱使后人深入理解《伤寒论》的楔子,但这种自然的记录却让我们更有了想象和应用的空间。

弟:哦,你这么一说我更明白,方证对应也不是想象那样一方对一证照搬,"但见一证便是"放在这里更多的是体现思想方式。那么,胡希恕先生说"方证对应是辨证的尖端"是真的了。

兄:胡希恕先生"方证对应是辨证的尖端"这句话是他读《伤寒论》的思想总结。但我认为这句话也不够准确,应该是"方证对应是辨证的前端"更为恰当。

为什么"方证对应是辨证的前端"?在前面我们讨论《伤寒杂病论》和《黄帝内经》的关系时已经谈到了这个问题——中医理论来自实践,辨证论治起源于解释方证对应。我认为,很可能胡希恕先生本来想表达的意思是"方证对应是辨证的前端",只是后来在词语表达上出了点误差。"方证对应是辨证的尖端"这句话,解释得更通俗一点就是:最高级的辨证方式是"方证对应",或者"方证对应"是辨证方式的最关键阶段。"尖端"一词,代表高度、水平、等级。而"最高级的、最有水平的、最高等的辨证方式是方证对应"的说法并不符合临床实际,临床也不能证明方证对应是辨证论治的高级阶段或最关键阶段。后世很多时方都是在辨证思想的指导下拟出的,也有很好的效果,但多不必具备"方证对应"使用方式。比如说四君子汤、补中益气汤,用于病机为气虚中气不足病人,效果都很好。气虚一证的症状可以说是五花八门了,也不必"方证对应"。而"前端"一词,则是步骤、时间、方法上的先后。"方证对应是辨证的前端",可以很好地解释"方证对应"和"辨证论治"二者间的关系,甚至可以说也很好地解释了《伤寒杂病论》和《黄帝内经》以及和其后世中医理论的关系;《伤寒杂病论》的方证对应的思维方式是前端,《黄帝内经》和后来的辨证论治是后端。事实上,我们在临床经方的使用中,大多数也是在自觉或不自觉中按"方证对应是辨证的前端"的思维方式来进行的,也就是先行"方证对应",再行"辨证论治",这样往往效果更好。

弟:请举例说明。

兄:还是举炙甘草汤例。如果有个病人是咳嗽气紧,脉结代,经方学家依照经方思维"但见一证便是",是很容易首先想到炙甘草汤的,这就是方证对应是辨证的"前端";在写下炙甘草50克第一味药后,后面的药用什么?每个病人体质不一样,不可能照搬原方,阳气不足病人需要增加附片干姜等阳药，阴虚严重病人需要增加生地麦冬等阴药，这就是后端了；后端就是时方思维、辨证思维。这个全部的思维过程是很自然的，是不知不觉中一气呵成的，整个过程完美体现了"方证是辨证的前端"二者关系。

弟：那么你揣测胡希恕先生的原来意思也是"方证对应是辨证的前端"有什么根据吗？

兄：胡希恕先生对"方证对应是辨证的尖端"并未做详细解释，但胡希恕先生弟子冯世纶先生对此的解释是："六经和八纲虽然是辨证的基础，但满足不了临床实际的应用""还要再辨方药的适应证""辨方证是六经、八纲辨证的延续"，意思是"方证对应"是"辨证论治"的补充，我不认同这个说法，这个说法不符合事实，也完全错误理解了胡希恕先生的原来意思。如果真是"辨方证是六经、八纲辨证的延续"的话，为什么胡希恕先生又要说"本来嘛有是证用是药，还要引经据典地论证一番干什么"。胡希恕先生这句话我的理解是：其一，肯定必须的方证对应，否定不是那么必要的辨证论治，那也就不存在"辨方证是六经、八纲辨证的延续"一说了。其二，从临床实际情况看，包括日本汉医使用方证对应法看，都不存在"辨方证是六经、八纲辨证的延续"。恰恰相反的是，应该是"辨六经、八纲是辨方证的延续"才对，这方面的例子就不举了。其三，仲景先师后的近两千年来，六经、八纲辨证已经发展到新高度，但后世医家再没有在此基础上产生新的"方证对应"的有效方剂，也证明了"辨方证不是六经、八纲辨证的延续"。

虽然我不能肯定胡希恕先生"方证对应是辨证的尖端"这话的完整意思，不过，胡希恕先生另外有一段话，或者可以证明我对胡老"方证对应是辨证的尖端"意思理解是不错的："中医治病……凭借人们的自然官能，于患病人体的症状反应上，探索治病的方法。经过千百年的长久时间，和亿万计的众多人体，观察再观察，实践复实践……总结出种种统治一般疾病的验方（方证），所谓伊尹汤液经即集验方（方证）的最早典籍。"从这段话中，我认为"方证对应是辨证的前端"一说是可以成立的，证明这个"前端"是前面的步骤之意，而非"尖端"等级之意。

至于《伤寒杂病论》是否有理论、是否有辨证思想或只有方证对应，在这里我们就不讨论了，前面已经解释得很清楚。

弟：证据不够充分呢，建议你和冯世伦先生探讨一下这个话题。讲到这里我想起了刘渡舟先生说的一段胡老先生的佳话："每当病房会诊，群贤毕集，高手如云，惟先生能独排众议，不但辨证准确无误，而且立方遣药，寥寥几味，看之无奇，但效果非凡，常出人意外"。说明胡老的功底还是很深厚的。

兄：你说是佳话，我看倒是个笑话。一屋子的人看不懂胡老先生的处方不说，还需要胡老先生力排众议，这叫高手？不是个笑话是什么。

弟：好吧，你赢了。那么，是不是《伤寒论》中每个"方证对应"方子只要用得准确到位，都能达到我们理想中经方的效果？

兄：这个倒不一定。《伤寒杂病论》是一本数千年中药运用的经验集，仲景先师只是在前人的基础上加以验证、整理而已，收集的处方自然会良莠不齐。有些处方在今天基本上已经没有临床意义，如烧裈散方、鸡屎白散方等。临床疾病和症状也有常见和偶见之分，处方自然也有常用不常用。有些疾病和症状也没有记载，自然也无方可用了。有些症状本是常见而且复杂，但处方却简单且变方不多，也因此给后人留下了发挥的余地。

弟：你能不能举例说明？

兄：我们前面说过，太阳病篇只有风寒表实、表虚证，没有风热表实证。在咳嗽一症方面也应该属太阳病，也缺少外感咳嗽的变方。而咳嗽作为一个临床常见的大症状，《伤寒论》中方剂不足，后世辨证和处方也有相当的发挥，如温病学说。当然，随着现代医学的发展，抗生素的使用，温病一派也风光不再。

弟：最近几年伤寒派的重新崛起和温病学派的衰退有关系吗？

兄：这个倒没有关系，应该说仲景学说的再度兴起，至少有两大原因。一是和现代生活及科技发展有相当大的关系。二是和中医现状有很大关系。

在现代医学进入中国前，国人的寿命是很短的，平均 20 岁左右。现在国人寿命大幅增加，现代生活导致的心血管系统、神经系统和消化系统疾病也大量增加，也是人类进化过程中出现的问题。通过近年的临床使用发现，这方面疾病非常适合使用经方，特别是桂枝汤和四逆辈，强心增加血循环、治疗心脑血管方面疾病有很好效果。使用仲景方多了，似乎就是仲景学说崛起。

弟：打起仲景这面旗帜能改变中医现状吗？我很怀疑。

兄：20 世纪末，改革开放初期，人口红利及生活节奏加快，选择现代医学较多，中医行业似乎处于衰退状态，很多中医院的中医内科基本都是亏损。另外，就是中医从业人员诊疗水平是每况愈下，加上不少打着中医旗号、败坏中医名声的骗子，更让中医日渐式微。表面上看，中医院、校规模似乎很大，但实际是金玉其外。我是 20 世纪 70 年代参加工作的，见证了中医医院的几十年发展，现在中医院中医从业人员的情况我是非常了解的。在这种情况下，政府需要振兴中医，业内必须拉起一杆重振的大旗，扛起这面大旗，选择一个突出效果和贡献的就非仲景先师莫属了。

弟：中医的现状确实不容乐观，但将重振仲景学说归结于此，这个观点还是太牵强。请问常用的方证对应的经方有哪些呢？

兄：这个和个人经验有关。我统计了日本一些汉医经方使用情况，他们常用经方并不多，大概在 20～40 个。常用的有：桂枝汤及其变方，桂枝加芍药加附子加术加人参汤等；葛根汤，大柴胡汤，小柴胡汤及其变方等；建中汤，五苓散，真武汤，半夏厚朴汤等。因为日本汉医比较注重腹诊，只要见有腹部或胁下有压痛抵抗等，即认定为小柴胡汤证，所以临床小柴胡汤的使用特别广泛，这个经验可资借鉴。国内一些经方家常用经方方剂，据统计也在 50 个以内。我个人的经方使用数也大致相似，在 30 个方证左右。

弟：你是怎么使用经方及方证对应的？

兄：遵循仲景先师之法，师其法，而不泥其法。我临床比较注重望诊和问诊，尤其是问诊，事无巨细都要问。很有可能从中得到一些方证对应所需的"症"呢；在此基础上，注重阴阳偏胜调整药物性质。实际上就是按"方证是辨证的前端"法，先查清是否有"但见一证便是"的证，再行辨证论治。

经方临床运用若得法，其效如神，真有覆杯而愈的效果，一点也没有言过其实。

前几年，有位叫李可的基层老中医很有名，李老先生出了一本书《李可老中医急危重症疑难病经验专辑》，一时洛阳纸贵。相信很多教授专家读了会心中暗暗自愧弗如，为什么我们有这么好的学习条件，这么好的临床平台，最后水平还不如一个自学成才的乡村医生？这个现象值得好好反思。书中的经验有很多中医师看了不太相信，更不用说西医医生的看法了。事实是，不单是有经验的中医可以达到这种效果，而且是大多数中医医生若学习得法，都可以达到或超过书中病案疗效。在这里我想要提醒的是，李可先生所处的环境不一样，医疗条件不一样，患者文化层次、生活水平也不一样，因此带来的各类风险也不一样。在《李可老中医急危重症疑难病经验专辑》中所录"破格救心汤"，我在临床曾经亲自使用类似的方剂用于急救，效果并不令我意外，实际还是宗仲景之法。但在有条件的地方，此类病人还是建议中西医结合治疗。

弟：经方的效果不可否认，但是不是每个人在使用中都能有效，就是个问题了。

兄：说得对，正确的思想方法非常重要。《伤寒杂病论》作为一本经验方集，历经两千年，辗转传抄，错简遗失等在所难免。况且古人亦有其认知的局限性，所以可信而不可过于执。在学习的过程中，一定要善于分析。大多时候，我是方证对应加辨证施治，更多的时候是中西医结合。中西医结合不是简单的中西药混用就称之为中西医结合了，而是用两种思维方式解释症状、诊断病因和处理问题。

弟：你刚才说大多数中医医生若学习得法都能达到很好的疗效？

兄：是的。我之所以说现代的中医医生只要学习得法，就能超越名医超越仲景先师，是因为他们已经具备中国传统医学和西方现代医学两种思维方式、两种诊疗手段。在诊断方法、治疗方法、治愈率和有效率上，前人是根本无法和我们相提并论的。

弟：能不能请你将你常用的经方誊一份出来，也有助于读者了解你的经验。

兄：这里我将常用的经方及其重点对应症状可以列个表给你，让你有更好的直观效果。有些用得较少或者临床不太好掌握的方子没有统计在内，这些方证都是最基本的。

《伤寒杂病论》常用方证对应简表

方	证（症）
桂枝汤方并变方	汗出，恶风，脉浮缓
麻黄汤方并变方	无汗，恶风，或身痛、或喘
葛根汤方	无汗，恶风，项背强几几
小青龙汤方	恶风无汗、渴、喘、利、咳、呕、小便不利
小柴胡汤方	胸胁苦满、心烦喜呕、往来寒热、默默不欲饮食
大柴胡汤方	呕不止、心下急（胃脘不适也）、郁郁微烦
泻心汤类方	心下满而不痛、按之濡、或汗出恶寒、或噫、或下利
三承气汤类方	便难
炙甘草汤方	心动悸、脉结代
麻黄附子细辛汤方	脉沉细微、或恶寒、或身痛
真武汤方	脉沉细微、心悸、头眩
四逆汤方并变方	脉沉细微、肢冷、厥逆

续表

方	证（症）
理中汤方	脉沉、便溏、或腹痛
甘草附子汤方	汗出恶风、脉沉
甘草干姜汤方	咳唾白痰涎沫
甘草干姜茯苓白术汤方	腰痛沉重、脉沉
黄连阿胶汤方	心中烦、不得卧
吴茱萸汤方	头痛、干呕
乌梅丸汤方	消渴、吐利、心中痛热
胶艾汤方	妇人漏下
温经汤方	经水不利、或前或后、或多或少

弟：就这些吗？这些方不到《伤寒杂病论》方的 20% 呢。

兄：一化为十，十化为百，这些方剂至少已经覆盖临床常见症状的 50% 以上了；方剂的变化，运用之妙，存乎一心。我认为以上方剂再加上一些时方，已经可以解决临床大多数问题。

弟：我注意到你刚才谈到的伤寒一派的再度兴起，也和现代人的病种有相当大的关系，是现代病适合使用《伤寒论》方剂吗？

兄：是的。前面已经说过，现代人物欲追求较多，劳心思虑、晨昏颠倒、饮食无度，体力活动亦少。因此在心血管系统、消化系统、神经系统方面的疾病增多。这类疾病多表现为功能减退或失调，称之为现代病，中医视之为阳气不足，气机不畅。《伤寒杂病论》方证中太阳病证、少阳病证、太阴病证、少阴病证和厥阴病证所列证候都和这类疾病相关，都有方剂适合使用，《伤寒论》中六经至少有五经和现代病症状有关联。

弟：这个能举例说明一下吗？

兄：比如桂枝汤方，现在很少用于真正的太阳中风表证，更多是用于其他病的有汗恶风，就是其发挥。举例说，有些西医诊断为高血压的病人，临床症状表现为怕冷，汗出，脉沉。虽然并未有过表证发汗过程，但其证也属太阳病中过汗伤阳证，给予桂枝加附子汤两剂，效果就非常好；附子在《中药大词典》现代医学分析有明显的降压作用，在这里就不是用于伤寒过汗"遂漏不止"的阳虚了，而是用于患者本质阳虚汗出。

弟：你的意思是《伤寒论》方不再是"伤寒"的专属，而是方证对应，广泛运用于各类疾病。

兄：是的。只要方证对应得上，不要管它什么中医病名或西医病名。

弟：作为伤寒一派，刚才你说大多数临床疾病适合用经方解决，还有少数疾病你是用时方？

兄：你又给我贴标签了，我只是个汤液派中医而已。在临床中大多数时候，我是根据病情选用经方，亦常用时方或中西医结合使用一些西药。具体问题具体分析，不同方法处理。

掌握了中医理论者，在运用现代医学时有个好处，会更加全面客观地看问题，所以我非常主张中医医生要掌握中西医两手，不要存有偏见。还是那句话，哪种方法对病人有利、简单、省钱、效果好，就采用哪种方法，不限于经方、时方或其他医疗手段。

弟：你提到中西医结合，你能大致给我谈谈中医和西医二者的关系吗？

兄：今天太晚了，我们下次再谈好吗？

弟：好的，再见。

兄：再见。

第八节　传统医学与现代医学

弟：上次谈到中医和西医关系问题，我们接着谈吧。

兄：说准确点是传统医学和现代医学关系，按习惯还是称之为中医和西医的关系。这个题目很大，表面上看，中医和西医只是不同的医疗技术体系，但实际上代表着东、西方完全不同的思想方法，东、西方不同的文化。

弟：我很奇怪，国外也有使用自然植物药的，为什么同样是自然矿植物药使用，在中国可以形成如此完整的理论体系？

兄：这个和中国传统文化有相当大关系，中医文化实际是中国传统文化的代表性产物。作为中国文化的一分子，它不仅仅是受其影响，简直就是中国文化的缩影。一部《黄帝内经》随手可拈出道家的养生口诀；恬淡虚无，精神内守，阴平阳秘，等等。在脏腑经络上是相生相克，不是母子关系就是敌人关系，在处方上是君臣佐使，阶层等级关系，连药物性质上也按上品下品分了尊卑。儒家的社会伦理充斥其中。

在世界文明进程中，因为地理位置关系，西方的族群、国家交流多于东方，这样有利于文字从象形文字进化到拼音文字，同时思维方式上也得到改变。这就是形象思维转变到概念思维，或称为逻辑思维的过程。思维习惯也是一种文化习惯。

中华文化几千年，局限于一隅，即使是春秋时期的百花齐放，除了各家观点有些不同，在思维方式上并无不同。中国人的思维属于辩证思维，这种思维倾向鼓励人们认识变化，接受矛盾；也更擅长于判断相关，更具有诡辩性。这里"诡辩"一词不是贬义。它的整体思维、辩证思维、直觉思维、类比推理等方式，在中医阴阳五行学说中可以找到最好的范本，完整体现了事物在关系、情境、矛盾和变化中的不确定性。中华民族在千百年使用中草药的过程中，为了解释其作用现象，就是采用辩证思维的判断相关和自我论证，结果陷入循环论证的圈子；这种理论的明显缺陷就是注重经验，没有逻辑性，结论具有"不确定性"或"神秘性"。但是，事物都有两面性，我们也要看到这种理论在那个年代的合理性和正确性，那就是它所包含的原始哲学和相似于人体模糊综合评价法的科学观——我这句话也是整体思维的体现，没办法，习惯性思维。

广义来说，辩证思维也是一种或然性极大的逻辑思维，常表现为顿悟形式。比如牛顿从苹果落地现象顿悟出万有引力定律这个二者间毫无逻辑关联的事物，就是最好的例子。学习中医时，我们常常强调个人悟性，强调"医者意也"，强调只可意会难以言传，可能也和它的思维方式有关。

中医的阴阳理论，其阴阳互根、阴阳对立、相互依存、阴中有阳、阳中有阴等，充满着一种辩证的诡谲智慧。中医没有准确的诊断标准、没有准确的剂量标准、没有准确的治愈标准，在某种意义上说是它的缺陷，但也正因如此，它的各种标准在宏观范围内，有时却显得更加准确而客观。而西医则正好相反，西医是建立在逻辑思维下的产物，以数理模型为基础，它的诊断标准、剂量标准、治愈标准非常精准；虽然给临床诊断治疗带来可靠的依据，但有时候也给医生带来困扰；有时这种精准的标准生硬而显得不切实际，在一定范围内看是非常准确了，但从宏观状态看则有时令人困惑。

弟：请举实例说明。

兄：比如说，按现在的标准，正常人血压的正常值为 90～140/60～90mmHg，如果患者长期血压 142/92mmHg，而患者无任何不适，可以诊断为高血压病吗？严格地说，按西医诊断标准自然应该诊断为高血压病，应当治疗。但按中医的人体模糊综合评价法来看，这个人可能属正常范围，只要没有症状就无需治疗。从临床综合情况看，后者的处理似乎更为客观和正确，就是说对诊断没有意义而对治疗会更有指导意义。有报道说，血压稍高的人群寿命更长，似乎也验证了中医的处理方法。

弟：有道理。你能谈谈二者在指导思想上的区别吗？或者二者有没有可能相互融合？

兄：我们所看到的中医学说，有些理论与其说是医学，不如说是哲学。章太炎先生在谈到中医五行合五脏问题时，说中医学不是哲学，这话当然对，从归类上说，中医学当然不是哲学。但中医学说富有哲学思想，这也是不能否认的，中医的辩证思维和中庸哲学都是哲学内容。章太炎先生所说的中医不是哲学，我认为这只是他对中医理论庸俗化的批判。

西方医学对哲学的研究是近代的事，而且医学哲学是作为一门单独的课程来学，其哲学思想并没有贯穿在现代医学理论中，这也是它和中医的不同之处。西方医学中的哲学思想，没有能像在中医中那样贯穿或者说很自然地体现出来，应该和二者的辩证思维、逻辑思维方式不同有关；一个寻求的是"哦，是这样"，另一个寻求的是"噫，为什么会这样呢"。

西医的进步和中医不同，它更多的是依靠诊疗方法上的改进，和当代科技的发展密切相关。从方法论来说，中医的发展，和西医是完全不同的，这二者基本是无法融合的。

但在近年的哲学研究中，逻辑学和辩证学二者都有相互影响，两种思维为彼此提供了更大的扩展契机；最大的成就就是依靠逻辑思维找到更多辩证法的谬误，而使用辩证思维也发现了逻辑思维的一些局限性。我们现在谈话中得到的现代医学和中国传统医学的优缺点，也正好证明了这一点。所以中、西医在思维上也是可以相互促进的。

弟：就我所知，论证方法的举例论证、道理论证、对比论证、比喻论证四大论证方法一向为逻辑学所诟病，而中医理论中则偏偏采用最多的就是它们。

兄：这也是没有办法的事，时代的局限性所致。中医的理论体系固然不太符合"科学"，但它所包含的整体观、自然观和辩证看问题等观念非常好。无论是中医还是西医，在临床处理病人时，能够带着这些观念去思考，都会有很大的好处。辩证思维强调各方关系和事物所处情境，比如常说的因人因地因时制宜；强调事物和现象置于一个更大整体中的重要性，比如说阴中有阳、阳中有阴；强调理解系统如何运作，系统的平衡，以及更多角度看待问题。这些都有利于我们用最佳方法处理临床问题。

西医就如下象棋，非常重视局部的胜利，但有时局部战斗胜利了，却丢了全局。过度强调逻辑方法，僵化思维会导致我们曲解事物得到错误结论；而中医就像下围棋，它的辩证思维正好可以避免这点，因为它在思想方式上将形式和内容紧密结合。人的生长、衰老、疾病、死亡过程，也是一种自然现象，是不可抗拒的；随着年龄的增长，人体本身的自然环境会变得越来越差，在平衡中顺应自然，即可尽享天年。吴清源先生提出"均衡，和谐"的围棋信念适用于下棋，同样，"均衡，和谐"理念也适用于医学上的人体平和。

举例说，前年有一黄姓朋友的父亲，年虽80多，但生活有规律，平时身体基本健康，没有什么症状。偶然见街头义诊，测血压偏高，在体检医生的强烈建议下，即入院检查。再查胸片，诊断为肺气肿支气管炎。大量的抗生素一用，出现二重感染；不到两个月，老人去世了。年老之人，血压稍高点，会抽烟者，支气管有点轻微炎症，本属正常，不治也罢。就像一幢老房子，不装修还可以维持几年，一动手装修就完了。另一位朋友的母亲，也是80高龄，患有高血压病、糖尿病、阿尔茨海默病等，不慎跌倒，致股骨颈骨折。我建议手法复位，保守治疗。结果为了取得局部的全面胜利，在专科医生诊察后，进手术室行手术复位，钢板固定，十天不到就死于术后综合征。这两个病人都属于现代医学所说的过度治疗，和临床医生没有综合考虑患者全身状态有关，和思维的僵化有关；当然，也不排除为了经济效益。如果只是因为前者的话，能运用下围棋的全局观思维方式处理，结果可能就不一样。

中医将自然的观念无时无刻不带入诊断治疗当中，此观念西医则较淡薄。在临床我非常强调整体观；任何病人都要注意权衡利弊，两害相权取其轻，不可能有尽善尽美的治疗结果。在总体上、战略上要有下围棋的思维方式，很多时候要"中病即止"。《黄帝内经·素问·五常政大论》"大毒治病十去其六，常毒治病十去其七，小毒治病十去其八"也是这个意思。

弟：很多人认为中医效果慢，事实怎样？

兄：从给药途径、药物组成、药物剂量的标准化来说，总体是西医西药效果可靠、准确，而且作用时间也确实更为迅速。但也要注意，中医药的效果也并非是很多人、包括有些中医生所认为的那样缓慢。临床我们经常可以看到，很多中药的副作用在服药后的几个小时就出来了，比如服用附子后出现口唇麻木，一两个小时就出现了。同理，"副"作用既然可以在一两个小时出现，"正"作用怎么就不可以在一两小时内出现？从我的病案中你可以看出，我的病案诊疗大多数处方都在三剂以内，很多时候是一两剂。这就是说我的处方必须在一两天内有效果，否则就是认证辨证错误。在四十八小时甚至是二十四内能见到效果，你说会慢吗？中医的慢，很多时候是慢在给药途径上，所以说中药制剂的现代化非常迫切。

弟：中西医二者虽然不可以融合，但有哪些方面可以互补呢？

兄：从二者理论体系思维方式上看，二者是根本无法融合的，只能互补。在二者互补上，我只能建议，中医医生要在学习中医的同时，多掌握些西医知识。毕竟现代科学是建立在逻辑思维上的，是目前的主流；中医医生学习逻辑思维有助于中医理论的更好解释和创新。

中医理论未来的科学化，必须依靠中医学者中具有现代思想理念的先行者，而不是抱残守缺的所谓纯中医。一个现代优秀的中医，应当掌握一些现代医学知识以及现代的科学常识，一些所谓的纯中医对现代医学的否定和攻击，就如同某些自我标榜的现代文明人对中医的攻击一样，是非常无知的。

"纯中医""铁杆中医"本身也是个伪命题，"纯"的、"铁杆"的并不代表就是优秀的，不代表你在中医方面比那些掌握现代医学知识的中医医生更胜一筹，只能说明你在现代医学方面认知有限，甚至也许是你学习能力不足呢。这不是你的优势，恰恰相反，是你的劣势。"纯"字在这里不是纯正、正宗、优秀的意思。是知识面单纯、狭窄的意思，为什么不做个知识面广博的现代中医呢？作为中医工作者，对中医这一普通的技术有信心而且自信，当然是可以也是应该的，但升级到了"铁杆"式死心踏地的信仰地步，实际是一种固执和不自信的表现。正所谓"没有人会对明天太阳的升起而兴奋欢呼，因为那是必然现象。如果有人对某事物陷入狂热，那是因为他对此目标并没有完全的信心"。

弟：这个观点我认同。

兄：最近看到一篇文章，标题是《为什么西方人制定出来的血糖血脂血压指标要套在我们中国人身上呢》。标题的民族自尊心很强，涂上了一层爱国颜色，作者却似乎是个生活于 18 世纪交通不便信息闭塞的人，不具备一个现代科学工作者的素质。中医这些年走出国门为西方人服务，西方人吃中药有效果吗？有效果；西方人扎针灸有效果吗？也有效果。这说明中医理论和实践也是适用于西方人的。同样，东方人使用西药有效果吗？也有效果。这说明了东、西方人体质是一样的。那为什么现代医学的检查指标就不适合中国人呢？现代医学数据处理和标准制定是项严肃而客观的工作，很多标本的采集并非只是针对白人或欧洲人，而是全球性的。中国人作为世界大家庭成员，就整体来说也是适用于这些标准的。写出这种东西就是缺乏常识和逻辑的表现。如果是故意将中、西医对立起来，将不同的文化对立起来，故意制造对立和仇恨，这种人不是蠢就是坏。

这些年，我所见到的很多中医名家的水平也是让人失望的，一些言论就是信口开河，胡说八道。学生们如果不懂得分辨，全盘接收，危害不浅。曾经看到一个视频讲话，标题是《中医不是落后，而是太超前了》。视频中某大师说："中医是仁心仁术，仁心是孔孟之道……西医会割掉（糖尿病足），这就不是仁术了，就不是把病人的病痛当成自己的病痛了""中医理念领先西医五十年，中医要先为中国十四亿人民服务，最后才为帝国主义分子服务"。不看到视频我是不敢相信，这竟然是中医领袖级人物说的话。我们知道，现代医学起源于古希腊医学，至今代表着医生最高道德要求的著名的《希波克拉底誓词》是在两千五百年前由名医希波克拉底所立，而东方同样的《大医精诚》则是晚了一千多年。即使在西方称之为"黑暗的中世纪"时，伊斯兰教对医生的尊重、对医学的重视和当时医学的先进程度，也远远超过同时期的中医；在菲利浦·希提《阿拉伯通史》中就有"先知说：知识只有两种，一种是教义学，另一种是医学"的说法，还记载了当时医生是除国王外，是社会地位最高、最受尊重也是最富裕的人，和中国的医生"小道也下业也贱工也"污辱名词有天壤之别。

全球所有的各民族各种医疗技术无一例外都是仁术，目的都是治病救人，这是常识。也不可想象一个不受人尊敬的行业和群体会有悲天悯人之仁心。

弟：偶尔说说立场正确的话应该理解吧。

兄：这不是偶然现象。另一位大师在他的著述《某某临证指南》中开篇就说："六经辨证的理论仲景建立以后，中医才掌握这一武器而与西方医学相抗衡，并且出神入化立于不败之地。"短短一句话，包括标点符号四十多个字，里面至少我们可以指出四个错误：第一，六经辨证没有证据证明是仲景先生建立的。我们不能因为"六经辨证"这个词见于《伤寒杂病论》就认定六经辨证是仲景先生建立，《伤寒杂病论》的真正作者是谁现在还存在疑问呢。第二，《伤寒杂病论》编撰于1700年前，怎么说和西方医学抗衡呢？当时哪来的西方医学？第三，中医西医都是为人类服务的一种科学知识，一门技术而已，治病救人的手段而已，中、西医不是敌人，何来二者相抗衡一说？

第四，中医"出神入化立于不败之地"。你去看看全国是中医医院多还是西医医院多？是中医医院病人多还是西医医院病人多？我们天天谈振兴中医是什么意思？不就是认为中医在走下坡路，被西医挤占了生存空间吗？还有呢："这本书（《伤寒论》）做到了无论药味和剂量，如此严格的地步所以才称它为经方，实际上经方具有规范性、标准性、科学性和实践性的特点。"这是给经方下的定义吗？作为伤寒大师认为经方是因为药味剂量严格才称之为经方？经方的概念也没弄懂。经方并不是因为药味剂量严格才称之为经方，如果说按照这个标准定义经方，我们今天用《伤寒杂病论》方都不能称为经方，可以说全国没有一个中医能按《伤寒杂病论》药味剂量严格用方。至于"规范性、标准性""科学性和实践性"这种空洞的描述对其他时方也是适用的，中医没有哪个方子不具备科学性和实践性。这种文章就非常不严谨，这些都是非常明显、低级的错误，缺乏普通常识和基本的逻辑，即使用辩证法都无法解释其思维的混乱。

现代的中医代表性人物，应当有大胸襟、高境界，有真水平，泰斗大师级的人物说出这种话、写出这种东西应该感到惭愧。这不是他们几个人的问题，是我们整个中医界的问题，代表了这个时代整个中医的水平。

医学不是一门简单的应用科学，无论是中医还是西医，它都是一门包含了多学科的科学。诸如哲学、美学、数理、历史地理、逻辑学、辩证法等，这样就要求医生有更为广博的知识面，更高的思想境界，更完全的真善美。医学作为了解人类自身、帮助我们解除痛苦的科学，它是不断进步的，不论是中医还是西医都是这样的理念，所以它的知识当然是越新、越先进、越前沿越好。而作为一个中医生，他首先是个医生，然后才是个中医医生，因此，中医医生至少应当具备现代医学的基本常识，这是我对中医医生的要求。而西医医生呢，就尽量不要学习中医了。

弟：西医生尽量不要学习中医？为什么这么说呢？

兄：我们说中医理论非常抽象，要无中生有，要有非常丰富的想象力，但实际上它又是一种伪抽象思维，是古人无法解释现象情况下的一种假设锚定思维，而西医则完全是在西方哲学指导下的逻辑数理思维。如果先学习中医，再从中医的伪抽象思维过渡到现代的逻辑和形象思维，是很简单的事，接受过现代教育的都很容易明白。而先学过现代医学后，思想上逻辑和形象思维已成定式，再来学习中医，是很难接受这种无中生有的伪抽象思维的，就算是学习也容易陷入僵化。你让一个讲逻辑的人去不讲逻辑是做不到的，所以西医学习中医很不容易。20 世纪 60、70 年代也是提倡西医学习中医的时代，在我的老师中也有不少是西医学习中医者，也有不少高年资的西医医生，理解能力强，智商也很高，他们和我年龄相距很大，有的比我年长 40 岁，也是同门学习中医的师兄弟。这么多年过去了，结果是中医医生学西医学得很好的很常见，而西医医生学好中医的就百不一见。

弟：你这么说的意思好像是西医很简单似的。

兄：中、西医是两个系统，思维方式完全不一样，有时容易出现混淆。比如中医所说的活血化瘀，并不等同于西医的血管硬化或梗塞。记得在 20 世纪 70、80 年代，活血化瘀学说非常时髦。有位西学中的学者搞了个方子叫冠心某号的，方子里面有红花赤芍丹参川芎等药，按中医的药物功效解释都是活血化瘀药，这就是从字面上简单理解为降血脂溶血栓了，只要是冠心病人来了就让服冠心某号，当年杂志上也有不少的论文证明效果如何如何。这个方子我在临床也曾大量使用过，事实上，没有在中医理论指导下使用此方，基本上是无效的。后来临床使用的中药提取液如丹参注射液等，临床有效率是多少？不能说一点效果没有，因为在大量使用丹参注射液的病人中，总有几个病人是符合中医辨证的适应证的。但和在中医辨证论治思想指导下的使用效果相比较，是不是有差距？应该是相当大的，只是没有这方面的统计资料罢了。从现在临床已经淘汰冠心某号方可以得出教训，在使用现代方式提取的中药制剂时，还应多参照中医理论。再如中药西化的救心丹，在临床使用中我不否认其效果，但从临床心梗患者的表现来看，多属于少阴厥证了，若能按中医理论加以温阳药物，效果是不是可能更好？相信完全可能更好。

弟：言之有理。

兄：西医很复杂，复杂在细节上，总体的思想方法并不复杂。在中、西医的对比上，另一个现象也很有意思：临床西医的疑难病症难就难在诊断，诊断一经明确，治疗方案基本都是一样的，治疗效果预后如何是在诊断明确那天就已经基本知道的。而且从现在看来，西医的病名是越来越多、越趋复杂化，西医的疑难病症今后会不会越来越多很难说。从和微生物的斗争中看，这种复杂化会持续下去，前景令人悲观。而中医则不一样，中医的诊断在八纲辨证下似乎很容易明确，尤其是阴阳辨证，基本上不会错误，今后中医病名似乎也不会有增加了，这种简单状态可能会一直保持。

弟：中、西医能够取长补短当然非常好，我看更多时候是在争论。

兄：中、西医是两种文化，两种思想方法，两者都是为人类服务的科学技术。如果是单纯学术上的争论是可以的，如果是争论孰优孰劣、相互攻击那就不单是可笑了。中医并不只是中国人的，更不是哪一类人的或哪几个人的，而是人类智慧的结晶，西医同样如此。两者的关系是战士手中的刀和枪的关系，都是我们医生手中的武器，只能协同作战，不应当存在竞争。

中医、西医的称谓是有地域性的，易激发民族情绪产生偏见和对立；在三十多年前曾经改称为传统医学和现代医学，这样比较有时代气息，也易于为中、西医接受，不知何故后来又改回来了。对现代医学的攻击，常常见于一些"纯中医"；而对中医的攻击则较少见于西医，多见于并非医生的、自以为是接受了现代文明教育的所谓高素质人群。西医医生对中医的否定不多，可能是因为西医医生临床所见到的中医药效果事实和科学工作者的秉性，使他们的判断更为客观理性谨慎。

现代人类寿命的大幅度延长和一大批烈性传染性疾病的控制，是现代医学的成果，这是不容否定的，如天花、鼠疫等。20世纪70年代还有很多麻疹肺炎会导致幼儿夭折，我在医院做中医学徒的时候就经常看到；到80年代因为麻疹疫苗的使用这个病种才绝迹，这是现代医学的功劳。我们尊崇传统医学不是建立在对现代医学的否定上，而是它的历史传承和现代应用价值上。作为一个中医，对中医、对自己中医医学水平如果自信，则更应该表现在对现代医学的宽容上。再从大一点上说，作为一个中国人，一个国家，一个民族，他的尊严、自信和受到尊重，也是来自自身的强大和对其他民族、国家的高度包容和尊重上。

现代医学在发展中当然也有很多问题，但那是发展进步中出现的问题，是个不断发现错误改正错误的过程，这不是我们应该攻击它的理由。比如说现代医学不断淘汰的各种药物和检查治疗方法，你说它这不行那不行有缺陷，这个不用你说，过几年它自己都改进了、换更好的了。现代医学的进步是和现代科技进步紧密相关的，而中医则在同样的现代科技影响下进步缓慢。究其原因是中医不愿对其理论体系进行改良，以及中医和现代科技的难以结合；现在要想对中医理论进行改良也是不切实际的，因为缺乏对中医临床现象的理解基础。那么我们是否可以在现代医学的帮助下，用逻辑思维对一些中医辨证思维下的临床现象增加理解呢？我觉得是完全可以而且是必须的。

弟：请继续。

兄：比如在方证对应的经方思维下，是如何做到异病同症同方？在本书医案第十、十一、十二案中，病人无论按现代医学诊断或传统医学诊断，皆为完全风马牛不相及之病，但有一个共同症状为脉结代，结果以同一处方竟然都显效，这是典型的经方方证对应使用方法和效果。通过"脉结代"这一共同的"一证"，分别治疗咳嗽、咳喘和湿疹。用中医理论我想是无法解释"但见一证便是"中的靶标症和另一待解决症的关系，那么以现代医学逻辑思维能否解释几者的相互关系？

虽然说《伤寒论》方剂都是通过"但见一证便是"的方证对应运用，但典型的"但见一证便是"方剂并不是太多，不会超过 10 个，症状不会超过 30 个；这个工作如果有人去做，应该不是太难。从方证对应这条路去解释中医中药的作用，如果能走通，将比辨证论治更具说服力，会是中医理论上的重大突破。

辨证论治思维中，西医诊断的任何疾病都至少可以分为阴性、阳性和中性三个大型。如外感可分为风寒、风热，高血压病可分为阳亢、阴盛和气阴两虚。以现代医学的诊断其治疗方法没有什么不同，但按传统医学思路分析归类后，可以得出什么结论呢？比如说同样是高血压病人，有 100 个按中医分型属于阴性，100 个属于阳性，同样用硝苯地平，这两组病人的效果有何差异？副作用反应有何异同？如果能用现代医学解释经方使用和阴阳属性在人体机能中的表现，则不仅仅是对传统医学的贡献，对现代医学在治疗上也肯定有指导作用。

弟：有道理。假设中医不能完成现代化改良或说是自我救赎，有无可能在一百年内淘汰出局？

兄：很难说。深入地想想，对中医是否科学或是否废止的争论，实际上是东、西方两种文化的碰撞，是西方现代文明对东方古老文明进行征服的一种表现，是辩证思维和逻辑思维的碰撞。辩证思维和逻辑思维并无优劣之分，二者也不是完全对立的；从现代科学应用来看，逻辑思维现在暂时领先，但谁知道呢，现代科学给未来人类带来的是福祉还是祸患也未可知。

一种文化对另一种文化的征服如果不是使用战争手段，需要很长时间，而且必须确实有较大的优势。我们说的"西风东渐"即西方现代文明对中华古老文明的征服，如果从"五四运动"算起也有百多年时间了。目前从精神上、从整个社会人群的思想上看，征服成效不大，甚至可以说等于零。这个我们很容易从一些细节看出，比如说我们的教育模式，我们的大学作为自由学术的制度保障方面，别说体现，可能连提都不会提到也不敢提到。再比如作为中华文化中最具代表性的中医，在近百年来，就没有出现过一个高瞻远瞩有大智慧的领军人物，没有一个在对中医整体、对传统医学和现代医学考量上发表过客观、公正、科学的说法的人物，没有出现过一个在对中医认识上能超过"五四"时期章太炎先生的大师。现在一些所谓大师专家的学术著作，基本还是前人写烂了的临床医案、用药心得等，书中可以看出很多大师专家的实际临床诊疗水平甚至还不如一个社区普通中医医生，在理论上也没有任何一点进步。

从各方面我们也可以看到，一些具有话语权的大师专家的思想是如此僵化甚至愚钝。举一个很小的例子：在现行中医教材中，我们经常可以看到麻黄9克桂枝24克等剂量。从一钱到3.125克的单位换算已经过去四十多年了，为什么就不能在现在的教科书中标注为10克、25克呢？整数方便计量换算，差零点几克有问题吗？就脱离了前人的思想吗？况且三钱换算为9克、八钱换算成24克也并不准确。极小的一件事，思维僵化可见一斑，这都说明了现代西方文化对传统中华文化征服的失败。

弟：你没有回答我的问题。

兄：目前看你的这些担忧有些多余。中医的消亡，现在还看不出迹象；中医在国内还是有很好的群众基础的，有很大的市场。但是，中医现状也有非常令人担忧的一面：因为中医理论系统整体设计缺陷以及中国文化的现状，使中医固步自封，难以自我修正，也许不到体系崩溃，被市场淘汰那天不会警醒。

北京中医药大学肖相如教授有篇文章《我为何认为中医不可能复兴》，我是同意他的部分观点的。首先，我认为中医不存在复兴的问题，曾经有过兴盛才可以说复兴；历史上中医从来没有过兴盛，我们现在就是中华民族有史以来中医最为兴旺、最为发达、整体水平最高的时期。如果你以为清朝明朝或者是更远的唐朝汉朝张仲景时期，中医水平比现在高、中医诊所中药铺生意兴隆，人人都大谈中医保健养生，孙思邈傅青主们走街串巷高手如云，那是《故事会》看多了。历史上中医就没有过兴盛和高潮，包括1949年后。现在也就近二十年才有真正的中医兴盛和高潮，这个可以从中医的社会地位、中医出版物的品种数量和质量、中医各种创新方法的出现、中医文化的对外输出以及中药材的产销量看出，都有非常客观的数据。历史上，清朝中叶中医算比较发达的了，但也是"医者小道也贱工也""无儒者为之振兴视为下业"。一个社会地位低下、没有精英愿意参加的行业能兴盛到哪去？所以，对张仲景编撰《伤寒杂病论》一书、为官时还兼职当医生、每半个月为百姓看一次病诊治两百人的传说，我是不相信的。古人有钱有地位时出钱做善事留名，挂名出书是种传统，我更相信张仲景只是《伤寒杂病论》一书的刊行赞助者。

也有很多人认为中医越老越好，包括很多中医也是这么认为。从个体来说，老中医当然比他年轻时经验丰富，但从时代、从整体看，前人肯定是不如后人的，就比如你我不会认为我们的祖父大伯水平比我们高一样。有人捡到一本古书就很高兴，认为读过了就理论水平临床水平定有大涨，以前的中医郎中或中医秘笈都很厉害，好中医在民间，神奇的中医秘方都失传了，这也是一种谬误。

我同意的不可能复兴的中医是指中医理论部分。中医的不可能复兴，应该是在现代西方文明的影响下中医理论受到怀疑，而又无法进行自身改良；或现代科学的逻辑数理思维对中医产生重大影响，中医彻底放弃自己的理论体系，改弦更张，推倒重来，但这也不太现实。也就是说中医在原有理论上不会有更多的发展，我觉得肖相如教授说的中医不可能复兴可能是这个意思。

最后还有一点是外因。它就是现代科学中，医学生物工程学的高速发展。已经有科学家宣称，在本世纪中叶有望通过 DNA 重组、蛋白质修饰等方法消除人类重大遗传性疾病，使人类寿命达到 450 岁。这是中医无法想象和企及的，如果真的那天到来了，中医会不会就完成了它的历史使命也难说，因为寿命的增加也必将带来疾病和症状痛苦的增加，在缓解症状这方面中医也许还有一席之地。

中华古老文化要融合进现代西方文化是困难的，并不是说中国人不够聪明和优秀。现代西方文化以现代科学为标志，而从科学本身来说是一种意识形态，科学精神就是理性精神，就是自由精神，这种精神对于中华传统文化来说是难以接受的，犹如有些所谓"纯"中医很难接受现代医学一样，是精神层面的先天缺陷；相信现代科学文化对中华古老传统文化的征服或融合还需百年以上时间。

弟：你是在敲警钟了。虽然二者无法融合，现代科技或者说现代医学在哪些方面可以对传统医学的进步有所帮助呢？

兄：不如说中医应该向西医学习哪些东西吧。

中医的本质已经具备了整体观念和模糊理论，看事物在宏观上有其优势，不足的地方在于观察过于粗糙，没有准确的标准。因此，在应用中最要紧的是向西医学习精确化。以现在的中医理论，特别是阴阳五行或辨证施治理论，是无法将精确化带入诊疗当中的。唯一可能将诊断、处方带入精确化的方法，就是方证对应。如《伤寒论》中的方剂，已经有了比较准确的症状描述和较准确的方药、剂量等。一个方证对应的处方至少是在经过几代人、十几代人甚至更长时间产生的，在现代有较完整医疗体系的情况下，产生新的对应方证的时间可能更短。

弟：我听明白你的意思了。中医理论有很多在临床也靠不住，和现代科技就更无法结合了。刚才说到中医理论体系改进，无非是去掉一些你认为没用甚至有害的东西，比如五行、归经。是否要增加上一些方证对应的内容？

兄：也不是这么简单。事实已经证明辨证理论会阻碍经方产生，而在方证对应的思维上，可能出现更多的《伤寒论》式经方方剂。精确化就是为了产生更多的桂枝汤证麻黄汤证类的方剂。

在第一节中，我们曾经说到一个问题，经方和时方的不相兼容这么明显，为什么前人没有发现？现在这个也可以很好回答了：前人学习中医的方法更为简单粗暴，比如江尔逊先生启蒙就是死记硬背《伤寒论》，没有过多地灌输中医理论；首先就学习使用经方的"但见一证便是"，潜意识里不存在强烈的使用理论指导临床的观念，因此缺乏二者的思维冲突，也就没有了矛盾的感觉。

弟：刚才我已经提到过中医理论中应该删掉的东西，想必你是同意了。如果要重新回到产生经方的理论状态，你觉得中医理论又应该增加什么呢？

兄：不需要增加什么新理论，只要回到简单状态即可。在辨证上一切皆以阴阳为大纲，症状只分寒热虚实。药物分以阴阳，只讲求所治症状。有些药物功效需重新核实，尤其是一些无法解释方剂内的药物功效，前人所言更值得怀疑。比如《金匮要略·痰饮咳嗽病脉证并治第十二》中治疗"膈间支饮，其人喘满，心下痞坚，面色黧黑，其脉沉紧"的木防己汤，作为主药的木防己，如果只是"行水，泻下焦湿热"，是断断担当不了此重任的。再如砂仁一药，郑钦安先生推崇备至，言其有"能宣中宫一切阴邪"，又能"纳五脏之气归肾"。按《中药学》所录砂仁功效不过"化湿开胃，温脾止泻，理气安胎"。而从我临床所用的效果来看，确是如郑钦安先生所言。所以，我认为有不少药物功效也需要重新核实编撰，这个是非常重要的。

至于已经落实效果者，大可去除归经一说。为什么某药可以治某症，也只在阴阳上求解。

重新落实药物功效者，必须要有病案验证，要有对比。有条件以现代科技验证者则辅以科学证据。万不可似一些学者说的"这个中药吃久了会水肿""那个方子吃多了会呕吐",米饭吃多了还吐呢。这些含混不清没有根据的话,更给予那些批评中医的人以口实。如果你换种说法:经过统计,85%的病人在连续100天、每日15克炙甘草口服可以出现水肿,那结果就不一样了。在成立理论的过程中,一定要讲求证据,这一点中医要向西医学习。

弟:哦,方式有点类似于 Evidence-based medicine(循证医学),这样的结论才能让人信服。

兄:对,就是现代医学中提倡的循证医学。不过中医的循证医学和西医的循证医学也不一样,西医是前置型循证医学,中医是后置型循证医学。前置型循证医学的前提是必须有足够的科技手段和数字为支撑,而后置型循证医学则不需要,结果和结论就是它的证据。综观《伤寒杂病论》一书的成书过程,实际就是在最早的循证医学下的产物,它是在无数代人的临床实践中,以无数病案为实据得出的结果。中医现在依然要走循证医学之路,以事实为根据,以有效为准绳。在有充分证据的情况下,实现理论上的创新和突破。而中医理论的改革是项巨大的工程,中医理论的重大缺陷在于它的无逻辑解释和难以重复验证。就现在的中医理论体系,现代科学是很难理解和接受的。

将中医理论铺开理顺,你会发现并不复杂,可是有不少"有意无意的骗子"却故意将其玄虚化,以示自己水平高深,这种人对中医的危害更大。和武术界一样,中医界也是藏污纳垢骗子众多的重灾区,不少骗子是真头衔真学历的真骗子。他们缺乏良知,没有做人的底线,利用国粹这块招牌招摇撞骗,完全玷污了医生这一神圣名称。

民众的愚昧程度同样也是令人震惊的,这让形形式式的王林张悟本们有了强大的生存基础。这些愚昧现象不仅仅是出现在普通民众身上,很多时候也出现在专业人士身上。

弟:别急吧,科学和商业的发达必然要带来道德的沦丧,总有个过程。假如有必要振兴中医,当务之急又应该怎么做?

兄:中医本来就是一种"在特定的地方、在特定的理论指导下使用自然药物治疗疾病的方法"。在现代,你如果能用某种方法——这个不一定是我们所说的"科学"方法,也可能是其他思想方法,对中医理论的准确运用、可靠有效运用和合理解释,那么就不存在中医的振兴。如果不是这样,那么换种更好、更准确可靠的思维方式指导自然药物的使用,那不是更好吗?又何必振兴。

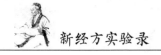

弟：最后一个问题，您有什么寄语？

兄：最后我想引用茅于轼先生说的一段话："将某些人某些物神圣化，实际是思辨能力不足的表现，神化他人是当奴隶的根源；将前人圣人化是思想的退步，更是对我们伟大祖先的污辱和亵渎。"对中医、对仲景先生、对前贤，我们没有必要神圣化；读古人书，学习中医要理性，要具备逻辑和现代知识常识。

未来中医也必须实现"四化"：一是中医理论的科学化。二是中医诊断的标准化。三是中医处方的精确化。四是中药药物的现代化。

好了，今天就到这里。

弟：再见！

结 束 语

弟：我们的谈话进行了一个多月，主题有时候不太清晰，有些凌乱。我在闲下来时疏理了一下，对你的观点作了一个总结，看看我有没有误解你的思想。

兄：好的，你说说看。

弟：首先从整体上说，中医的思想方法有两种，一种是经方思维，或者称之为经验思维，另一种是时方思维，或者称之为辨证思维，二者并不兼容。

兄：对。厘清二者的关系有助于对中医思想方法的理解和临床使用，这个非常重要。

弟：归纳《伤寒杂病论》，结论有三条。

第一，《伤寒杂病论》的核心是"但见一证便是"。《伤寒杂病论》全书的方剂运用都是在"但见一证便是"或"有是证用是药"思想指导下进行的。

第二，《伤寒杂病论》只是一部经验丰富的、症状鉴别十分准确的验方集。《伤寒论》没有理论体系，更谈不上六经辨证体系。

第三，经方思维是对辨证论治理论的否定。换言之，即对《伤寒论》的肯定，就是对以《黄帝内经》为基本理论的中医理论体系的否定，至少是对辨证论治理论部分的否定，说明中医理论存在重大缺陷。

兄：对，基本上是这样。

弟：中医最有价值的理论，也就是最具临床指导意义的理论也有三条：

第一，"但见一证便是，不必悉具"，这条体现了经方思维。

第二，"察色按脉，先别阴阳"，这条体现了辨证思维。

第三，"有诸内者，必形诸外"，这条体现了中医的整体观念。

兄：对，这三条的意义同等重要，不分先后。

补充三条。

第一，中医是一门有缺陷的科学。

第二，中医理论体系是有明显缺陷的，这一点业内人士应该有充分的认识。

第三，中医应该紧跟时代、与时俱进。中医的紧跟时代、与时俱进并不是否定中医，而是让它满血复活。

弟：无论你的观点正确与否，我都受益匪浅，希望以后我们能有更多的机会长谈，下次再见。

兄：再见。

参考书目

《郑钦安医书阐释》，郑钦安著，唐步祺阐释，四川出版集团巴蜀书社出版。

《咳嗽之辨证论治》，唐步祺著，四川出版集团巴蜀书社出版。

《汉方临床治验精粹》，矢数道明（日），侯召棠编译，中国中医药出版社出版。

《全国经方论坛现场实录》，张广中主编，中国中医药出版社出版。

《黄煌经方沙龙》，黄煌主编，中国中医药出版社出版。

《经方大师传教录——伤寒临床家江尔逊"杏林六十年"》，江长康、江文瑜主编，中国中医药出版社出版。

《黄仕沛经方亦步亦趋录——方证相对医案与经方问对》，何莉娜、潘林平、杨森荣主编，中国中医药出版社出版。

《经方传真：胡希恕经方理论与实践（修订版）》，冯世纶等著，中国中医药出版社出版。

《伤寒杂病论（大字诵读版）》，张仲景著，冯学功主编，中国中医药出版社出版。

《解读伊尹汤液经》，冯世纶主编，学苑出版社出版。

《经方实验录》，曹颖甫著，中国医药科技出版社出版。

《汉方诊疗三十年》，大塚敬节著（日），王宁元、孙文墅译，华夏出版社出版。

《中医症状学研究》，张启明、刘保延、王永炎主编，中医古籍出版社出版。

《章次公医术经验集》，朱良春主编，湖南科学技术出版社出版。

《章太炎先生论伤寒》，章太炎著，学苑出版社出版。

代后记：学医记

1975 年我初中毕业，父亲说："高中毕业也是下放去农村，而且现在上学也学不到什么东西。算了吧，不读了，学门能安身立命的手艺。"

外婆和父亲长年身体不好，母亲说："学医吧，外公和大伯都是中医。"

9 月，学校开学了，班主任熊老师找上门来："班长都不读书了，其他同学跟你学呢。"

但我终于还是没去上学。

龙南老家亲友知道我学医了很高兴，外公、舅舅给我寄来一大包家藏的医书。于是我去赣南医学院找大伯廖家兴教授，开始了学医生涯。

第二年的 5 月，我被招入江西赣州市中医院当学徒。同时被招入的中医学徒有 8 人。

我师从的第一位老师是王晓风医生。

王医生是 1960 年江西医学院毕业的西医，也是龙南人，40 来岁，风度翩翩，讲一口龙南普通话，写得一手漂亮柳体。王医生西医功底扎实，原是南昌红十字会急救中心医生，后来自学中医，在住院部管了 24 张病床。王医生不太喜欢闲聊天，没事总是见他看书，多是文史类的，是个有思想的人。

我刚入门，什么也不懂，每天也跟着王医生查房、抄处方、写医嘱，所有东西从零学起。过了几天，王医生送我一本书《内科学基础》，很旧，32 开小本的，大概是他以前的课本。我很认真地看，看不懂不要紧，问他。又过了几天，王医生让我去买一个猪心回来。下午没事了，他拿了一把小刀，剖开那猪心给我看，告诉我这是主动脉，那是肺动脉，二尖瓣、三尖瓣、心房、心室……又过了几天，让我跟他值夜班，让我第一次知道了值夜班的味道。我整个初期阶段的学习是生吞活剥，毫无章法。

这样的日子过了半年多，医院把王医生调去保健科当医生。王医生对我说："当保健医生看不到病人，你别跟我去，留在病房吧。"

在启蒙的半年，从王老师那儿学到不少东西，当然主要是西医知识。因为抄处方，等于临王医生的字帖，所以写字也有非常大的进步。领工资签名

187

时财务周会计说，这么多年轻人就你的字写得好些。人就怕夸，一夸就更努力了。另外学到的就是王医生闲暇时间的读书习惯。

后来进住院部依次接触的是李凌（中医儿科专家杨式斋的弟子）、西医甘瑞凌和中医周良云前辈，当年都是 40 左右年富力强的医生。我从他们每个人身上都学到了不同的东西，但印象不深刻。

病人也是我的老师。

印象深刻的有一位市人民医院的龚姓中年外科医生，戴眼镜，上海人，非常幽默。忘记他是什么病住院了，也经常向他请教。二十年后，在人民医院的专家栏上还看到他的照片。

还有一位病人就是赣州市中医院的中医陈雨仁先生。陈先生大约 38 岁，身体不好，患有脊椎方面的疾病（好像是脊椎空洞症）。他住院期间，每天一早医生还没查房，我会先到他病房去请教问题。医院照顾他，让他做图书馆管理员，他的房间就在图书馆内，他出院后我就经常到他房间去玩。他非常有耐心，指点我看哪些书。是他帮我买来了第一套西医大学教材，指导我自学。1977 年 7 月 7 日，我说今天的日期很有意思，他说是的，这种排列下次要 11 年才能有。他给我的鼓励是："小廖，你如果每天这样问一个问题，十年后你会是个很好的医生。"可惜，十年后陈雨仁先生已英年早逝，悲哉！

跟着王晓风医生时也发生了些很有趣的事：有个病人腿疼，王医生给他扎针，环跳穴加上其他几个穴位（忘了）。扎了几天，王医生对我说："今天你去扎。""我一个人去？"王医生点点头。我拿了针灸针，走到病房，让病人躺着，脱了长裤，在病人的胯部比划了半天，最终还是没敢下手。我红着脸磨蹭回去对王医生说："那个、那个……"王医生笑笑，同我一起到病房。

环跳穴是我记住的第一个针灸穴位。

隔壁环管所李书记是老病号，住院要求会诊。我负责接送外院医生，没车，结果是乘坐环管所洒水车一路鸣笛去接送医生的，估计这是全世界最威风的"专车"了。

在病房待了两年，我有了一些感性认识。1978 年，医院办了个学徒学习班，20 多个人，包括药剂学徒。

学徒们上午跟师学习实际操作，下午集中由老师授课。老师由赣州市中医院医生担任，教材是 1978 年出版的全国高等医药院校试用教材。

《伤寒论》由肖天生医生主讲。40 来岁的肖天生老师是江西中医学院六年制本科毕业的。他的夫人吴玉芬老师是广西中医学院（记不太清楚了）毕业，妇科医生，主讲《金匮要略》。王晓风老师讲《内科学》，董世林老师讲《中医内科学》。钱起瑞老师讲《黄帝内经》和《温病条辨》，周裕仁老师讲《中药学》，张云海老师讲《药理学》……钱起瑞老师口才最好，讲课抑扬顿挫，天马行空。肖天生老师最认真，甚至有点固执，估计讲《伤寒论》的都这样。张云海老师50多岁，很有派头，人中很长，像个领导。有天晚上上课到9点多了，下课后我追他到药房问他问题，他也很有耐心，拿张纸边写边讲。

1978年底，我在住院部二楼内科病房已经待了两年。这时又换了位老师，王功榕老师。

王功榕医生可以说是我正式的中医师傅。王功榕老师是江西兴国人，也是中医世家出身，后毕业于江西中医学院。王老师1976年至北京西苑医院师从陈可冀主任进修心血管内科两年，1978年回医院后即接手内科主任工作，在住院部同时接管了我所在的病房。医院领导认为每个学徒都必须有一位真正的中医师傅，于是指定王功榕老师为我的正式中医老师。师从王功榕老师的两年是我进步最快、也是压力最大的两年。

王功榕老师因为刚进修回来，又挂了些行政头衔，找他看病的都是些官员，每天在病房待的时间不到一半。当年通信不发达，不容易联系他，有些病人入院几天了他也没看过，只好由我硬着头皮先看着办。每个病人入院后我就根据入院诊断临时抱佛脚——查书，西医诊断、中医病机、处方用药，全翻清楚，但毕竟学识太浅，所以出现不少误诊误治。印象最深的是环卫所的一位姓连的年轻人，大概是因为呼吸道感染入院，在我这耽误了诊治，最后转到上级医院也因尿毒症而死亡。

因为王功榕老师以心血管内科出名，所以各种心脏病人都是往我们病房放，那两年各种心脏病人看了不少。印象深刻的有一位60岁的南下干部（赣州木材厂党委书记）徐某忠，连续两年冬天因肺心病、慢性支气管炎合并感染入院。另一位30多岁的风心病女病人，是赣州市中医院财务某会计的妻子，也是连续几年住院。

两年后王功榕医生调出当保健科医生，由刘玉梅医生接手病房。

刘玉梅医生毕业于赣南医学院，是一位十分优秀的医生。在我师从她的时间里，我深深被她对工作的认真态度和高尚的道德情操所感动。记得第一次给病人做乙状直肠镜检就是在刘老师指导下完成的，我接触的第一例家族性心脏病人是刘老师确诊的。刘玉梅老师给我的言传身教让我受益终身。2016 年 10 月 11 日，在赣南医学院刘老家中，我见到了 80 多岁定居澳洲、回国料理家事的老师。分别时，抱着刘老师瘦弱的肩膀我不禁流下了眼泪。

在学徒后期进行了轮科，每个科室都要工作三个月。在眼科师从的是胡其健医生。胡医生瘦瘦高高，说话风趣，喜欢笑话人。我脸皮厚不怕笑话，所以给胡医生印象颇好。有一次给胡医生抄处方，有味中药是石斛，抄方时我字写得不好，分家成了石角斗。胡医生笑呵呵说你这个是确斗？我也忍不住笑了。前些日子见到已 70 多岁的胡医生，说起这事胡医生大笑："有这事？不记得了。"

外科有位饶庆昌老中医，当时 70 多岁了，在住院部一楼办公，脾气不好，领导都让着他。他有一撮山羊胡子，经常在一楼办公室烧木炭小炉子炼丹，升丹、降丹各种，一炼丹整栋楼烟雾缭绕。有一次内科有个关节疼痛的病人请他会诊，饶老医生说用阳和汤。于是我第一次知道了阳和汤的用法。

……

1981 年王功榕老师出住院部时，交给我一大包灰蒙蒙的门诊病历，让我整理病案。告诉我这些都是赣州市中医院以前名医的医案，如陈国干（第一任院长）、李誉孚、黄必秦（音）等十多位清末、民国时期高手。除了几个如刘凤章、杨式斋年轻的（当时也已经 80 多岁了）偶尔来医院时我见过，其他多已作古。

门诊病历很简单，多是一两条症状，然后脉象、处方，寥寥数十个字，有些是毛笔写的。我的工作就是在这几十字上发挥想象力瞎编，引经据典做出 500 字的文章。作了一年约百十篇，交给王老师，后来不了了之。王功榕老师于 1996 年 50 多岁也英年早逝，惜哉！

另外有非常敬业而且医德高尚的中医外科林柏一主任，心电图室医生曾长媛，中药房王雯老师，对草药情有独钟很有研究的刘剑述医生等前辈……非常有幸，我都曾得到他们的悉心教诲。前辈对后学毫无保留的倾心教诲，给我留下了深刻而美好的回忆。

当年的赣州市中医院真是兼容并包，人才济济。

在学徒期间还有一事我记忆深刻：1979 年，弟弟建龙考上了上海第二军医大学。清晨，送弟弟上汽车后，我在赣州公园冰冷的石凳上躺了一个上午，心中非常迷茫。

　　六年的学徒生活，边工作边学习很快就过去了。1982 年通过赣州市卫生局考核，我取得了医士资格。

　　1983 年，我考入了江西省中医学院，开始了五年新的学习生涯。

廖伟龙

2022 年夏